智能影像辅助诊断技术研究

张学东 谢 渠
李小波 韩天红 著

北京邮电大学出版社
www.buptpress.com

内 容 简 介

本书共分为7章，主要内容包括：绪论、眼底图像智能诊断技术理论与实践研究进展、眼底图像增强技术、眼底图像分割技术、眼底图像分类技术、眼底图像智能诊断平台建设中存在的问题及解决方案、总结与展望。

本书适合作为计算机、人工智能等相关专业研究生的参考资料，也适合作为对智慧医疗领域感兴趣的读者的参考资料。

图书在版编目（CIP）数据

智能影像辅助诊断技术研究 / 张学东等著. -- 北京：北京邮电大学出版社，2025. -- ISBN 978-7-5635-7520-6

Ⅰ. R445

中国国家版本馆 CIP 数据核字第 2025SF8890 号

责任编辑：王晓丹　杨玉瑶　　责任校对：张会良　　封面设计：七星博纳

出版发行	：北京邮电大学出版社
社　　址	：北京市海淀区西土城路10号
邮政编码	：100876
发 行 部	：电话：010-62282185　传真：010-62283578
E-mail	：publish@bupt.edu.cn
经　　销	：各地新华书店
印　　刷	：保定市中画美凯印刷有限公司
开　　本	：720 mm×1 000 mm　1/16
印　　张	：6.75
字　　数	：107千字
版　　次	：2025年3月第1版
印　　次	：2025年3月第1次印刷

ISBN 978-7-5635-7520-6　　　　　　　　　　　　　　　　定价：49.00元

·如有印装质量问题，请与北京邮电大学出版社发行部联系·

前　　言

在人类追求健康与光明的征途中,眼科医学始终扮演着至关重要的角色。随着科技的日新月异,特别是人工智能技术的迅猛崛起,眼底疾病的诊断与治疗正经历着一场前所未有的变革。眼底影像智能诊断技术,作为这一变革的重要一环,正逐步展现出其巨大的潜力和广阔的应用前景。本书旨在深入探讨眼底影像智能诊断技术的现状、面临的挑战与未来发展方向,以期为眼科医学的进步贡献一份力量。

随着人口老龄化的加剧和生活方式的改变,眼底疾病已成为影响全球视力健康的重要问题。传统的眼底检查依赖于医生的经验和技能,受限于主观因素、医疗资源及检查环境,诊断效率和诊断结果的准确性往往难以保证。因此,眼底影像智能诊断技术的出现,无疑为眼科医学注入了新的活力。

本书从眼底影像智能诊断技术的基础理论出发,循序渐进地探讨了图像增强、分割、分类等核心技术,旨在为读者构建一个系统、全面的知识体系。第 1 章绪论简要介绍了研究背景、研究意义及国内外的研究现状,为全书奠定基调。第 2 章详细探讨了眼底图像智能诊断技术的理论与实践研究进展,剖析了深度学习、卷积神经网络等关键技术及其在眼底影像智能诊断技术中的应用。

第 3 章至第 5 章是本书的核心部分,分别聚焦眼底图像增强技术、眼底图像分割技术和眼底图像分类技术。在这三章中,本书不仅详细介绍了这些技术的原理和方法,还通过实际案例展示了它们在眼底影像智能诊断技术中的具体应用。图像增强技术能够提升眼底图像质量,为后续分析提供清晰、准确的输入;眼底图像分割技术能够准确识别眼底结构,为疾病诊断提供关键信息;眼底图像分类技术则能够通过模式识别,对眼底影像进行自动分类,辅助医生快速判断疾病类型。这些技术的有机结合,共同推动了眼底影像智能诊断技术的快速发展。

然而,任何技术的发展都不是一帆风顺的。在第 6 章中,本书特别关注了眼底图像智能诊断平台建设中存在的问题,如数据安全、隐私保护、算法性能等,并探讨了相应的解决方案。我们深知,这些问题不仅关乎技术的落地效果,更关乎患者的权益和医疗行业的可持续发展。因此,我们希望通过这一章的探讨,能够为读者提供更为全面的参考和启示。第 7 章对本书内容进行了总结与展望。

在撰写本书的过程中,我们力求内容准确、语言简洁明了,但受限于作者的知识水平和经验积累,书中难免存在疏漏和不足之处。我们深知,学术研究永无止境,每一次的探索和尝试都是对未知领域的勇敢迈进。因此,我们诚挚地希望广大读者在阅读本书的过程中,能够提出宝贵的批评和建议,帮助我们不断完善和提升。

目　　录

第 1 章　绪论 …………………………………………………………… 1

　1.1　研究背景与意义 ………………………………………………… 1
　1.2　国内外研究现状 ………………………………………………… 3
　　1.2.1　国内研究现状 ……………………………………………… 3
　　1.2.2　国外研究现状 ……………………………………………… 4
　1.3　研究的思路及方法 ……………………………………………… 4

第 2 章　眼底图像智能诊断技术理论与实践研究进展 ……………… 6

　2.1　眼底图像智能诊断技术理论 …………………………………… 6
　2.2　眼底图像智能诊断技术实践研究进展 ………………………… 8

第 3 章　眼底图像增强技术 …………………………………………… 10

　3.1　图像增强技术概述 ……………………………………………… 10
　3.2　具有多尺度变换和无参考损失的无监督图像增强方法 ……… 12
　　3.2.1　方法实现 …………………………………………………… 13
　　3.2.2　实验和结果 ………………………………………………… 19
　　3.2.3　结论 ………………………………………………………… 27

第 4 章 眼底图像分割技术 ································ 28

4.1 图像分割技术概述 ································ 28
4.2 具有自监督学习的多任务密集网络的视网膜血管分割方法 ········ 30
4.2.1 方法实现 ································ 31
4.2.2 实验和结果 ································ 38
4.2.3 结论 ································ 43
4.3 嵌入卷积 U 形网络中的 Transformer 的视网膜血管分割方法 ······ 43
4.3.1 方法实现 ································ 46
4.3.2 实验和结果 ································ 50
4.3.3 结论 ································ 59

第 5 章 眼底图像分类技术 ································ 60

5.1 图像分类技术概述 ································ 60
5.2 通过关系学习和知识提炼识别长尾多标签视网膜疾病 ·········· 62
5.2.1 方法实现 ································ 63
5.2.2 实验和结果 ································ 67
5.2.3 结论 ································ 71
5.3 使用重叠窗口且具有动态上下文位置偏差的局部和全局视觉变换器 ··· 71
5.3.1 方法实现 ································ 75
5.3.2 实验和结果 ································ 81
5.3.3 讨论 ································ 87
5.3.4 结论 ································ 88

第 6 章 眼底图像智能诊断平台建设中存在的问题及解决方案 ········ 90

6.1 眼底图像智能诊断平台建设中存在的问题 ················ 92
6.2 眼底图像智能诊断平台建设中存在的问题的解决方案探讨 ······· 94

第 7 章　总结与展望 …………………………………………………… 97

　7.1　总结 …………………………………………………………… 97

　7.2　展望 …………………………………………………………… 98

第 1 章 绪 论

1.1 研究背景与意义

影像技术是获取眼底影像数据的重要途径。眼底影像技术自诞生以来,经历了从传统的眼底照相、荧光素眼底血管造影(FFA)到现代的光学相干断层扫描(OCT)、广角眼底摄影以及自适应光学成像(AO)等一系列技术革新。其中,OCT作为眼底影像技术的里程碑,以其无创性和高分辨率的成像特点,极大地推动了眼底疾病的诊断和治疗。近年来,随着人工智能和大数据技术的飞速发展,眼底影像智能诊断技术逐渐成为研究热点。

眼底影像数据对于眼底影像智能诊断技术的研究和发展起着关键作用。眼底影像组成中包含视盘、黄斑、视网膜和血管等,眼底硬性渗出、软性渗出、出血等病灶特征是眼底病变诊断的重要依据。同时,眼底也能够反映出全身健康状况,是人体重要的无创性健康检查窗口。眼底影像智能诊断技术对病灶进行识别、分割、分类等处理,达到通过眼底图像进行自动化诊断的目的,从而减轻医务人员工作负担,降低人工诊断误差,平衡地区医疗水平差异。

随着眼底成像领域不断取得突破性成就,丰富的眼底影像资源成为视网膜病变和其他眼底病变智能诊断技术研究的强有力支撑,眼底影像智能诊断技术研究成为热门研究课题。眼底病变早期筛查、病变分级诊断、治疗效果量化、病情发展预测和预后评估等均为眼底影像智能诊断技术的应用范围,在计算机软硬件技术欠发达时期,眼科医生只能通过人工分析的方式完成诊断、治疗以及后续医学研究,眼底影像智能诊断技术的相关研究尚未形成。随着现代计算机在算力和存储上的提升,相关研究人员开始使用知识图谱、概率论或统计模式匹配等技术模拟眼科医生的诊断决策过程,并开始研发一些早期的计算机辅助诊断系统。直到2016年,谷歌公司采用深度神经网络开发了一个用于糖尿病性视网膜病变的智能检测系统,该系统具有出色的诊断能力,引发了领域内研究人员的关注,掀起眼底病变智能诊断研究热潮。2017年以后,多个国家相关研究机构开发并验证了黄斑变性、糖尿病黄斑水肿和糖尿病视网膜病变等相关眼底病变的智能诊断系统,并相继在诊断速度和诊断准确性方面取得突破。之后,越来越多的学者投入计算机理论、病理学和光学等跨学科技术研究中,各种智能诊断技术也被不断地应用于眼底病变早期筛查和临床辅助诊断中。

2017年,国家食品药品监督管理总局首次设立人工智能辅助诊断产品类别的医疗器械,而其他国家早在二十世纪末就已经实现医学智能诊断系统的商业化运作。因此,开展眼底影像智能诊断技术研究工作对于提高诊断效率和准确性、缓解医疗资源紧张和促进公共卫生事业发展等方面都具有重要意义。

(1) 提高诊断效率和准确性

眼底影像智能诊断技术能够自动对眼底影像进行分析,减少了人为因素的干扰,提高了诊断的准确性。通过深度学习和图像识别技术,眼底影像智能诊断技术不仅可以快速、准确地识别出眼底病变的类型和程度,为医生提供可靠的辅助诊断信息;而且能够快速处理和分析大量的眼底照片,显著缩短了诊断时间,提高了诊断效率。这对于大规模人群的眼底病变筛查尤为重要,有助于实现早发现、早诊断、早治疗。基于深度学习算法的眼底影像智能诊断技术,经过大量数据的训练和优化,已经实现了较高的识别准确率和召回率。这有助于减少误诊和漏诊,提高医疗质量。

(2) 缓解医疗资源紧张

在医疗资源相对匮乏的情况下,眼底影像智能诊断技术可以作为医生的得力助手,帮助医生快速、准确地完成眼底病变的诊断工作,这有助于缓解医生的工作压力，提高医疗服务的效率和质量。同时，通过推广眼底影像智能诊断技术，可以将先进的诊断手段带到基层医疗机构，提高基层医疗机构的诊疗水平。这有助于实现医疗资源的均衡分配，促进医疗服务的公平性和可及性。

(3) 促进公共卫生事业发展

眼底影像智能诊断技术可以应用于大规模人群的眼底病变筛查和预防工作。通过早期发现和治疗眼底病变，有助于预防视力丧失等严重后果，提高公众的健康水平。同时，在流行病防控方面，眼底影像智能诊断技术也可以发挥重要作用。通过大规模筛查眼底病变，可以及时发现与流行病相关的眼部病变特征，为流行病防控提供有力支持。

1.2 国内外研究现状

1.2.1 国内研究现状

在国内，眼底影像智能诊断技术的研究和应用取得了显著进展。

第一，在影像技术方面，国内科研机构和企业不断加大研发投入，推动超高清OCT、广角眼底摄影等新型成像技术的普及和应用。这些技术不仅提高了眼底疾病的诊断准确性，还为个性化治疗提供了可能。

第二，在智能诊断技术方面，国内研究人员通过结合深度学习、机器学习等AI技术，开发出了一系列眼底影像智能诊断系统。这些系统能够自动识别和分类眼底病变，提高诊断效率，减轻医生的工作负担。例如，一些研究机构利用深度学习算法对眼底图像进行分割和分类，成功实现了糖尿病视网膜病变（DR）、年龄相关性黄斑变性（AMD）等常见眼底疾病的自动筛查和诊断。

第三，国内还举办了多场关于眼底影像智能诊断技术的学术会议和交流活动，如 *Retina China 2024 and the 25th International Retina Forum*，这些活动不仅促进了国内外专家的交流与合作,还推动了眼底影像智能诊断技术的不断发展。

1.2.2 国外研究现状

在国外,眼底影像智能诊断技术的研究同样取得了丰硕成果。

第一,在影像技术方面,国外研究人员不断探索新型成像技术,如基于光学和超声学技术的光声显微镜等,这些技术为眼底影像智能诊断技术提供了更广阔的发展空间。

第二,在智能诊断技术方面,国外研究人员通过结合AI和大数据技术,开发出了一系列高性能的眼底影像智能诊断系统。这些系统不仅具有更高的诊断准确率和稳定性,还能够实现多种眼底疾病的综合诊断。例如,一些研究机构利用深度学习算法对眼底图像进行语义分割和病变检测,成功实现了对眼底病变的精确识别和量化评估。

第三,国外还建立了多个眼底影像数据库和平台,为智能诊断技术的研究提供了丰富的数据资源和实验环境。这些数据库和平台不仅推动了眼底影像智能诊断技术的不断发展,还促进了全球眼科医学的交流与合作。

综上所述,眼底影像智能诊断技术在国内外均取得了显著进展,并呈现出良好的发展前景。未来,随着技术的不断进步和应用的不断拓展,眼底影像智能诊断技术将为眼科医学的发展贡献更多力量。

1.3 研究的思路及方法

眼底影像智能诊断技术中的眼底图像增强、分割和分类环节是相互关联、相互促进的,本书对眼底图像智能诊断中所需使用的眼底图像增强、分割和分类等相关技术进行了细化,通过深入研究这些环节的技术和方法,可以不断提高眼底影像智能诊断的准确性和效率,为眼底疾病的早期筛查和诊断提供更加有力的支持。

① 本书在介绍眼底图像增强技术过程中,阐述了图像增强技术的实质性作用,分析了图像增强技术在医学影像处理中的重要作用,研究并提出了一种具有多尺度变换和无参考损失的无监督眼底图像增强方法。

② 本书在介绍眼底图像分割技术过程中,基于图像分割有效性和准确性相关核心原则,在对比分析了传统的机器学习分割方法、监督深度学习分割方法和无监督深度学习分割方法的基础上,研究并提出了具有自监督学习的多任务密集网络用于视网膜血管分割、嵌入卷积 U 形网络中的 Transformer 用于视网膜血管分割等方法。

③ 本书在介绍眼底图像分类技术过程中,阐述了图像分类过程的关键步骤,对图像分类技术进行了分类对比和归纳总结,研究并提出了通过关系学习和知识提炼识别长尾多标签视网膜疾病、使用重叠窗口并具有动态上下文位置偏差的局部和全局视觉变换器等方法。

第2章 眼底图像智能诊断技术理论与实践研究进展

2.1 眼底图像智能诊断技术理论

眼底图像是反映眼部健康状况的重要窗口,能够揭示多种眼部疾病,如青光眼、糖尿病视网膜病变、黄斑病变等。传统的眼底检查依赖于医生的肉眼观察和经验判断,存在解读结果不一致、漏检等问题。而眼底图像智能诊断技术能够有效地解决这些问题,提高诊断的准确性和效率。眼底图像智能诊断技术是一种基于机器学习和深度学习技术的医学诊断方法,它通过分析眼底图像的特征,快速、准确地诊断出眼部疾病。眼底图像智能诊断技术主要包括以下几个步骤:

① 图像采集:利用专业的眼底相机等设备采集高质量的眼底图像。

② 预处理:对采集到的眼底图像进行预处理,包括去噪、增强对比度、调整亮度等,以提高图像质量,便于后续分析。

③ 特征提取:基于深度学习算法〔如卷积神经网络(CNN)〕,自动提取眼底图像中的关键特征,如血管形态、病变区域等,这些特征对于疾病的诊断具有重要意义。

④ 分类诊断:将提取到的特征输入分类器,进行分类诊断。分类器可以是传统的机器学习算法,也可以是深度学习算法。根据诊断结果,将眼底图像分为正

常、异常或具体的疾病类别。

眼底图像智能诊断关键技术及方法主要依赖于计算机视觉、机器学习和深度学习等领域的最新进展，应用比较广泛的关键技术和方法如下：

(1) 关键技术

深度学习技术是眼底图像智能诊断的关键技术之一。卷积神经网络(CNN)是处理图像数据最有效的深度学习模型之一，在眼底图像智能诊断中，CNN能够自动从图像中提取层次化的特征表示，这些特征对于识别眼底病变至关重要；生成对抗网络(GAN)可用于生成高质量的眼底图像，增强数据集，或用于图像分割和增强等任务，从而提高诊断性能；模态特异性注意力网络等模型通过引入注意力机制，从而更专注于图像中的关键区域，提高诊断的准确性和效率。

图像预处理技术对眼底图像智能诊断准确率提高起着关键作用。图像预处理技术包括图像去噪、增强对比度、调整亮度等步骤，以提高眼底图像的质量，使其更适合于后续的特征提取和分类任务。

多模态融合技术可以较好地结合不同成像模态(如OCT、CFP等)的眼底图像，通过多模态融合技术，研究人员可以综合利用各种模态的互补信息，提高诊断的全面性和准确性。

(2) 主要方法

特征提取：利用深度学习算法自动从眼底图像中提取关键特征，这些特征可以是血管形态、病变区域、纹理信息等。

分类与诊断：将提取到的特征输入分类器，进行分类诊断。分类器可以是基于深度学习的分类器，如CNN、RNN等；也可以是传统的机器学习算法，如SVM、决策树等。多标签分类任务可以采用合适的算法来处理，以同时预测眼底图像可能存在的多种病变。

后处理与优化：对分类结果进行后处理，如去除噪声、平滑处理等，以提高诊断结果的可靠性。通过优化算法(如超参数调优、模型剪枝等)进一步提高模型的性能和泛化能力。

2.2 眼底图像智能诊断技术实践研究进展

近年来,眼底图像智能诊断技术的实践研究取得了显著成就,该技术基于人工智能,特别是深度学习算法,对眼底图像进行自动分析和诊断,极大地提高了眼底疾病的筛查、诊断和治疗效率。眼底图像智能诊断技术的实践研究进展主要体现在技术原理、应用场景、技术优化、未来展望等4个方面。

(1) 技术原理

眼底图像智能诊断技术主要依赖于人工智能,特别是深度学习算法。该技术通过对眼底图像进行预处理、特征提取、模型训练等步骤,实现眼底病变的自动识别与诊断。预处理包括图像去噪、增强、分割等操作,以提高图像质量和识别准确性;特征提取是利用深度学习算法对预处理后的图像进行特征提取,提取出反映眼底病变的特征向量;模型训练则是使用提取的特征向量训练模型,构建能够自动识别和分类眼底疾病的深度学习模型。

(2) 应用场景

眼底图像智能诊断技术在多个眼底疾病的诊断和治疗中发挥了重要作用,例如,糖尿病视网膜病变(DR)筛查、黄斑变性检测、青光眼检测等。糖尿病是我国常见的慢性病,DR是其严重并发症之一,智能眼底检测可以快速、准确地识别DR,有助于早期发现、治疗,降低患者失明的风险;黄斑变性是老年人常见的视力下降原因,智能眼底检测能够及时发现黄斑变性病变,为患者提供及时的治疗建议;青光眼是一种慢性眼底疾病,早期发现和治疗对视力保护至关重要,智能眼底检测可识别青光眼的早期病变,有助于提升诊断准确率。

(3) 技术优化

随着研究的深入,眼底图像智能诊断技术不断优化,在算法改进、多模态信息融合和数据增强等方面取得了突破。深度学习算法的不断改进和新算法的提出,提高了眼底影像分析的准确性。其融合病史、家族史、实验室检查结果等多种模态的信息，进一步提高诊断准确性。针对医疗图像数据收集困难、分布不均匀等问题，通过数据增强技术，提高分类模型的性能。

（4）未来展望

眼底图像智能诊断技术的未来发展前景广阔。随着算法的不断优化和新技术的引入，诊断准确性将进一步提高，自动化分析将大幅缩短诊断和预后评估的时间，提高医疗效率。基于深度学习算法对患者的多种信息进行分析，为患者提供更加个性化的治疗方案，人工智能可以帮助医生在远程医疗协作中提供及时、准确的眼底影像分析结果，促进医疗资源的均衡分配。

综上所述，眼底图像智能诊断技术实践研究进展迅速，不仅在技术原理上实现了突破，还在多个应用场景中取得了显著成效。随着技术的不断优化和未来发展的持续推进，眼底图像智能诊断技术将在眼底疾病的诊断和治疗中发挥越来越重要的作用。

第3章 眼底图像增强技术

3.1 图像增强技术概述

图像增强技术是一种广泛应用于计算机视觉、人工智能和图像处理领域的技术。它通过一系列技术手段对原始图像进行处理，以改善图像的质量和视觉效果，使其更加清晰、明亮。此外，图像增强技术可以将图像转换成一种更适合于人或机器进行分析、处理的形式；也可以突出图像中感兴趣的信息，抑制不重要的信息，提高图像的使用价值。

根据处理空间的不同，图像增强技术主要分为空间域增强和变换域增强两大类。空间域增强直接对图像中的各个像素进行处理，不改变图像在空间中的位置，常用方法包括灰度变换（如线性变换、分段线性变换、非线性变换如对数变换和伽马变换）、直方图调整（如直方图均衡化和直方图规定化）、空域滤波（如图像平滑和锐化）等；变换域增强是在图像的某个变换域内，对图像的变换系数进行运算，然后通过逆变换获得图像增强效果，常用方法包括频域滤波（如低通滤波、高通滤波、带通滤波、带阻滤波等）和同态滤波等。

图像增强技术在多个领域具有广泛应用。在医学影像处理中，原始医学影像可能存在噪声、模糊或对比度不足等问题，这些问题会影响医生的诊断准确性。图像增强技术通过一系列算法对医学影像进行处理，例如，利用中值滤波或均值偏移法等方法去除图像噪声，使得图像更加干净清晰；通过对比度增强技术提高图像中不同组织结构的区分度,使病变区域更加明显;利用三维重建技术帮助医生从多个角度观察病变部位,为手术规划和治疗方案的制定提供重要参考。在自动驾驶领域,图像增强技术对于提高车载摄像头拍摄图像的清晰度,增强车辆对周围环境的感知能力具有重要意义。图像增强技术可以通过去噪、亮度调整、对比度增强等手段,改善车载摄像头拍摄的图像质量。例如,在夜间或低光照条件下,通过亮度提升技术提高图像的亮度;在雾天或雨天等恶劣天气条件下,通过去雾算法去除图像中的雾气;在遮挡物较多的复杂场景中,通过图像分割和特征提取技术提高目标的识别准确性和跟踪稳定性。

图像增强作为计算机视觉领域的一个重要研究方向,旨在改善图像质量,提高图像的视觉效果,以便进行后续的图像分析和处理。在图像增强的众多方法中,Retinex模型及其多尺度扩展(多尺度 Retinex,MSR)是两种经典且有效的方法。Retinex模型的核心思想是将图像分解为两个主要部分:照度图像(入射光分量)和反射图像(反射光分量)。照度图像代表了图像中的光照信息,而反射图像则包含了图像中的细节和颜色信息。通过从原始图像中去除照度图像,可以得到反映物体真实颜色的反射图像,从而实现图像的增强。

深度学习技术虽然在计算机视觉的许多领域都很成熟和有效,但当其应用于眼底图像增强时,面临着独特的挑战。例如,视网膜的微妙病理特征和独特结构使得卷积神经网络难以有效增强眼底图像;而太多有针对性的人工干预策略可能会产生原始图像中不存在的人工特征,从而误导临床诊断。

生成对抗网络的主要目标是创建与原始图像非常相似的图像。Goodfellow团队首先引入了GAN,这是一个由生成器和鉴别器两部分组成的网络。它通过两个相互竞争的神经网络来训练模型,以生成逼真的数据样本。GAN可以在没有标签的数据上进行训练,这使得它在处理大量未标记数据时具有优势。在眼底图像增强中,GAN可以针对模糊、曝光不足、曝光过度等低质量图像进行质量提升,使增强后的图像对比度高、色彩丰富,视盘、血管结构清晰。通过生成器和鉴别器的对抗训练,网络能够学习到眼底图像的真实数据分布,并生成与真实图像高度相似的增强图像。网络结构设计方面,GAN可以方便且灵活地引入注意力机制、残差块等易嵌入模块,以提高图像特征的表示能力和生成图像的质量。针对眼底图像的特点,研究人员可以选用内容损失、颜色损失、纹理损失等多种损失函数,以保留图像的语义信息,使生成图像的颜色更趋近目标图像,并有效抑制图像中的噪声数据。GAN增强的眼底图像在糖尿病视网膜病变(DR)等眼底疾病的计算机辅助诊断中已经表现出了更高的准确率和特异度。未来,GAN有望为眼科临床诊断提供更加精准、高效的辅助工具。

3.2 具有多尺度变换和无参考损失的无监督图像增强方法

彩色眼底图像现在广泛应用于眼底疾病的计算机辅助分析系统。然而,眼底成像可能会受到人为、环境和设备因素的影响而导致图像质量低,进而会干扰计算机辅助诊断。现有的增强低质量眼底图像的方法更侧重于图像的整体可视化,而不是在眼底图像的精细尺度上充分捕捉病理和结构特征。本节设计了一种无监督方法,该方法集成多尺度特征融合变换器和无参考损失函数,并且构建了全局特征提取模块(GFEM),以应对由于未配对训练导致的微尺度特征丢失问题。全局特征提取模块结合了卷积块和残差Swin Transformer模块,在降低计算成本的同时实现了不同层次的特征信息提取。为了改善由深度无监督网络引起的图像细节模糊,本节所设计的无监督方法定义了无参考的损失函数,以提高模型抑制边缘锐度下降的能力。此外,不均匀的光分布也会影响图像质量,因此,该方法使用基于先验亮度的注意力机制来改善低质量图像的照明不均匀性。

随着计算机辅助诊断的发展,彩色眼底图像被用于诊断和监测早期眼底疾病。然而,图像的质量受到各种类别和不同程度退化问题的干扰。不均匀的照明、低对比度、伪影和模糊的眼底图像等因素限制了眼底图像的分析和诊断。这些低质量的图像也会降低下游图像处理任务的准确性,如疾病分类和视网膜血管分割。因此,在计算机辅助分析进行诊断之前,必须消除劣质图像因素对处理的影响。

传统的图像增强方法包括直方图均衡化、空域滤波和灰度变换。然而，这些方法在泛化方面存在局限性，甚至在处理低质量彩色眼底图像时会产生不存在的伪影，影响诊断准确性，因而，这些方法不能直接应用于眼底图像。随着深度学习的发展，许多基于深度学习的方法在图像增强方面取得了良好的效果。

对于无法获取高质量和低质量图像对的彩色眼底图像领域，生成对抗网络（GAN）更适合实现彩色眼底图像增强任务。现有的 GAN 网络在捕获视网膜血管和病变特征等结构和病理特征方面面临挑战。受 EnlightenGAN 的启发，本节提出了一种基于无监督学习的彩色眼底图像增强方法。此外，精细尺度特征容易被更深层次的网络模型模糊或擦除。因此，我们将 Swin Transformer 整合到生成器结构中，旨在增强网络学习结构化特征的能力。本节主要工作如下：

① 基于 Swin Transformer 提出了一种全局特征提取模块。该模块首先使用卷积层提取浅层特征，然后使用多个 RSTB（Residual Swin Transformer Blocks）提取深层特征。我们将该模块嵌入瓶颈层，以学习深度特征空间中局部和全局信息之间的相关性，模型在空间层面学习全局特征的能力也得到增强。

② 基于先验知识设计了一种亮度注意力机制。该机制通过亮度图实现，集成在 U-Net 的原始同层跳跃连接中并与特征图合并，相当于给注意力机制施加了约束，有助于增强图像中更平衡的亮度。

③ 基于该网络设计非参考彩色眼底图像质量损失函数，来改进用于自然图像增强任务的鉴别器，使其更适合彩色眼底图像增强，引入光照损失函数和结构保持损失函数。这些设计允许网络在图像增强过程中保留血管和病理特征，减少虚拟特征和特征丢失。

3.2.1 方法实现

如图 3-1 所示，模型以 U-Net 为生成器，使用全局鉴别器和局部鉴别器来指导网络模型的训练。本小节将首先介绍全局特征提取模块、STL 和亮度注意力模块，然后详细介绍双鉴别器和发生器与损失函数。

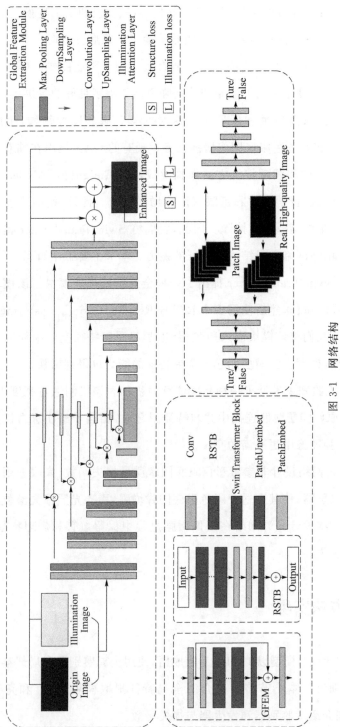

图 3-1 网络结构

彩图 3-1

1. 全局特征提取模块

U-Net 底部的瓶颈层有助于提取非局部图像特征信息,因此,我们在 U-Net 的瓶颈层添加一个由残差密集块(Residual Dense Block,RDB)组成的全局特征提取模块。受 SwinIR 启发,我们引入了全局特征提取模块(GFEM),如图 3-1 所示。GFEM 提取深层特征数据,学习局部和全局信息之间的相关性,从而进一步增强血管图像的连续性。过程如下:

$$\text{Fea} = M_{\text{GFEM}}(x) \tag{3-1}$$

其中,Fea 表示提取的深度特征数据,$M_{\text{GFEM}}()$ 表示全局特征提取模块,x 表示输入信息。

GFEM 包含卷积层和 RSTB(Residual Swin Transformer)模块。RSTB 模块提取中间特征信息的过程如下:

$$M_i = M_{\text{RSTB}}(M_{i-1}), i = 1, 2, \cdots, N_{\text{RSTB}} \tag{3-2}$$

$$D = \text{Conv}(M_{N_{\text{RSTB}}}) \tag{3-3}$$

其中,$M_{\text{RSTB}}()$ 表示 RSTB 模块,M_i 表示第 i 个中间特征数据,D 表示最终提取的深度特征数据,$\text{Conv}()$ 表示卷积层。

通过该模块获得的特征信息为后续的特征信息融合提供了基础。

2. Swin Transformer Layer

Swin Transformer Layer(STL)起源于原始 Transformer 层的标准多头自注意机制,其特点是结合了局部注意和移动窗口方案。STL 由多头注意力(MSA)和多层感知器(MLP)组成。对于给定的输入 $x = H \times W \times C$,STL 使用滑动窗口机制将输入转换为 $\frac{HW}{M^2} \times M^2 \times C$,并将其划分 $M \times M$ 个非重叠局部窗口。MSA 的数学公式如下:

$$\text{Attention}(Q,K,V)=\text{softmax}\left(\frac{QK^{\text{T}}}{\sqrt{d_k}}+B\right)V \tag{3-4}$$

其中，B 是位置编码，d_k 是 K 的最后一个维度。

Q、K、V 的计算公式如下：

$$Q=XW_Q, K=XW_K, V=XW_V \tag{3-5}$$

多层感知器有两个全连接层，层之间使用 GELU 进行特征变换。MSA 和 MLP 都使用残差连接，其数学表达式为

$$X=\text{MSA}(\text{LN}(X))+X \tag{3-6}$$

$$X=\text{MLP}(\text{LN}(X))+X \tag{3-7}$$

其中，LN() 表示 LayerNorm 层。

3. 亮度注意力模块

首先，我们使用图像转换来获得低质量眼底照片的亮度图像，公式如下：

$$M_{\text{GrayScale}}=0.299x_{\text{R}}+0.587x_{\text{G}}+0.144x_{\text{B}} \tag{3-8}$$

其中，x_{R}、x_{G}、x_{B} 表示 3 个低质量彩色眼底图像通道的正则化值。

与自然图像不同，根据彩色眼底图像拍摄的原理，有用信息只保留在圆形区域。背景的黑色部分不仅不包含任何有用信息，还会引入一些不可见的噪声。受暗通道先验(Dark Channel Prior)启发，我们省略了背景黑色区域的信息。添加掩码操作的公式如下：

$$M_{\text{IA}}=(1-M_{\text{GrayScale}})\otimes M_{\text{mask}} \tag{3-9}$$

其中，M_{IA} 表示亮度图，M_{mask} 表示图中 x 的背景掩模图，$\otimes$ 表示元素乘。原始图像越亮，M_{IA} 与其像素对应的值就越小。

其次，我们将原始图像 x 与 M_{IA} 缝合，并将结果馈送到增强网络中。增强网络的生成器是对称的 U-Net 结构。生成器的左侧由 3×3 的卷积核和 2×2 的最大池

化层组成。从左到右第 i 个卷积层表示为 $\mathrm{Conv}_{\mathrm{left}}^{i}$，池化层表示为 $\mathrm{Down}_{\mathrm{left}}^{i}$。生成器的右侧由一个核大小为 $2x\times2$ 的上采样算子和一个卷积核大小为 3×3 的卷积层组成。第 i 个上采样运算符从右到左表示为 $\mathrm{Up}_{\mathrm{right}}^{i}$，卷积层表示为 $\mathrm{Conv}_{\mathrm{right}}^{i}$。上采样算子的输出记为 $\mathrm{Out}_{\mathrm{up}}^{i}$。第 i 个最大池化层后 M_{IA} 获得的结果记为 M_{IA}^{i}。因此，亮度注意力机制的公式如下：

$$\mathrm{Out}_{\mathrm{Attn}}^{i}=\mathrm{Out}_{\mathrm{down}}^{i}\otimes M_{\mathrm{IA}} \tag{3-10}$$

其中，$\mathrm{Out}_{\mathrm{Attn}}^{i}$ 表示亮度注意力的输出，$\otimes$ 表示元素乘法。

最后，我们拼接 $\mathrm{Out}_{\mathrm{Attn}}^{i}$ 和 $\mathrm{Out}_{\mathrm{up}}^{i}$，将其作为 $\mathrm{Conv}_{\mathrm{right}}^{i}$ 的输入。

4. 双鉴别器和发生器

自然图像增强算法在增强图像的同时，可能会改变一些细节，但通常不会影响整体图像质量。然而，与自然图像不同，眼底图像包含重要的结构特征和精细的血管和病理细节。对于增强的彩色眼底图像，其目标是在不损害精细尺度属性的情况下，保留这些原始的详细特征。为了实现这一点，我们采用全局和局部鉴别器来约束网络。一方面，全局鉴别器评估增强彩色眼底图像相对于真实眼底图像的真实性；另一方面，局部鉴别器从眼底图像中随机裁剪 5 个图像块作为输入，这一策略有助于避免局部区域的过度增强或增强不足。全局鉴别器损失函数的表达式如下：

$$L_{D}^{\mathrm{Global}}=E_{y\sim Y}\left[(D_{\mathrm{Ra}}(y,y')-1)^{2}\right]+E_{y'\sim Y'}\left[(D_{\mathrm{Ra}}(y',y))^{2}\right] \tag{3-11}$$

RealisticGAN 提出使用鉴别器来估计真实数据比随机生成的假数据更真实的概率。受 RealisticGAN 的启发，我们进一步改进全局鉴别器的损失函数，使其更适合彩色眼底图像增强任务。表达式如下：

$$D_{\mathrm{Ra}}(y,y')=C(y)-E_{y'\sim Y'}[C(y')]\ D_{\mathrm{Ra}}(y',y)=C(y'))-E_{y\sim Y}[C(y)] \tag{3-12}$$

其中，y 表示真实的彩色眼底图像，y' 表示增强后的图像，C 表示全局鉴别器。采用

LSGAN 作为局部鉴别器的损失函数。其表达式如下：

$$L_D^{\text{Local}} = E_{y_p \sim Y_{\text{patches}}}\left[(D(y_p)-1)^2\right] + E_{y_p' \sim Y_{\text{patches}}}\left[(D(y_p')-0)^2\right] \quad (3\text{-}13)$$

其中，y_p 和 y_p' 表示从 y 和 y' 中随机剪切的 32×32 大小的局部块。

本节研究的目标是将低质量彩色眼底图像域 X 增强为高质量彩色眼底图像域 Y'。生成器约束函数的表达式为

$$L_D^{\text{Global}} = E_{y' \sim Y'}\left[(D_{\text{Ra}}(y',y)-1)^2\right] + E_{y \sim Y}\left[(D_{\text{Ra}}(y,y'))^2\right] \quad (3\text{-}14)$$

$$L_D^{\text{Local}} = E_{y_p' \sim Y_{\text{patches}}}\left[(D(y)-1)^2\right] \quad (3\text{-}15)$$

5. 损失函数

(1) Self Feature Preserving Loss

亮度不均匀会影响眼底图像的质量，受 EnlightenGAN 的启发，我们使用自特征保留损失。该函数可确保增强前后的图像特征保持不变，公式如下：

$$L_{\text{SFP}}(x) = \frac{1}{W_{i,j}H_{i,j}}\sum_{x=1}^{W_{i,j}}\sum_{x=1}^{H_{i,j}}(\phi_{i,j}(x)-\phi_{i,j}(G(x)))^2 \quad (3\text{-}16)$$

其中，x 是输入的低质量眼底图像，$G(x)$ 表示生成器。$\phi_{i,j}(x)$ 表示通过预训练提取的特征图，i、j 表示训练模型中第 i 个最大池化层之后的第 j 个卷积层，$W_{i,j}$、$H_{i,j}$ 分别表示特征图的宽度和高度。在式(3-16)中，我们将 i 的值定义为 5，j 定义为 1。

(2) Illumination Loss

由于操作员之间的差异，即使使用相同的设备，彩色眼底图像也可能发生变化。这可能会导致漏光或亮度不足，最终降低眼底图像的整体质量。受 StillGAN 的启发，我们采用 Illumination Loss 来缓解此问题。该函数首先计算图像 I 的全局平均亮度，然后将图像划分为大小相等的非重叠块，再计算每个块的平均亮度得出亮度矩阵 D。最终，计算 I 和 D 之间的平均亮度差，该函数被最小化以约束图像的整体亮度均匀性。公式如下：

$$L_{\text{ill}}(x) = E_{x \in X}\left[E_{\text{global}}\left[|\text{upsampling } E_{\text{local}}^{p \times p}[G(x)] - E_{\text{global}}[G(x)]]|\right]\right] \quad (3\text{-}17)$$

其中，$x \in X$ 表示输入的低质量眼底图像，$G(x)$ 是生成器，p 表示非重叠区域大小，E_{local} 表示图像的局部亮度平均值，E_{global} 表示图像的全局亮度平均值，upsampling 表示双线性插值上采样。

（3）Structure Loss

虽然 Illumination Loss 缓解了图像亮度问题，但它也可能导致增强图像中特征信息的丢失。因此，我们使用 Structure Loss 来确保增强图像保留原始图像中的结构特征。利用原始图像和增强图像之间的相似性，计算增强前后图像每个相同区域的平均值 $\bar{\tau}$。该函数最终通过最小化 $1-\bar{\tau}$ 得到，定义如下：

$$L_{ST}(x,y') = E_{x \in X, y' \in Y'} \left[1 - \frac{1}{M} \sum_{i=1}^{M} \frac{\delta_{x_i, y'_i} + c}{\mu_{x_i} \mu_{y'} + c} \right] \quad (3\text{-}18)$$

其中，$x \in X$ 表示输入的低质量眼底图像，$y' \in Y'$ 是生成器 G 增强后的高质量眼底图像，δ_{x_i, y'_i} 表示 x_i 和 y'_i 之间的协方差，μ_{x_i} 和 $\mu_{Y'}$ 分别是 x_i 和 y'_i 的标准偏差，c 是一个常数用于避免值的波动。

综上所述，本节提出的彩色医学眼底图像增强方法的生成器的整体功能可以定义为

$$L = L_{SFP}^{Global} + L_{SFP}^{Local} + L_{G}^{Global} + L_{G}^{Global} + \lambda_{ill} L_{ill} + \lambda_{ST} L_{ST} \quad (3\text{-}19)$$

其中，λ_{ill} 和 λ_{ST} 分别是 L_{ill} 和 L_{ST} 的权重系数。在式(3-19)中，$\lambda_{ill}=5$，$\lambda_{ST}=50$。

3.2.2 实验和结果

1. 数据集

我们选择 EyeQ 数据集以更好地训练模型，EyeQ 数据集是通过重新标记 EyePACS 获得的子集，它是一个强大的数据集，为测试和验证提供了充足的空间，有助于更准确、可靠的分析。EyeQ 共有 28 792 张彩色眼底图像，有 3 个质量级别：良好（Good）、可用（Usable）和不合格（Reject）。标记为 Good 的图像的病理特

征是可见的；标记为 Usable 的图像具有轻微的退化因子，但可以识别图像中的主体结构和病理特征；标记为 Reject 的图像具有显著的退化因素，不能用于诊断任务。此外，不可见的主体结构（如视盘和视网膜黄斑区）的图像也被标记为 Reject。EyeQ 包含来自训练集的 12 543 张图像和来自测试集的 12 649 张图像，所有图像都使用 cofe-Net 进行预处理。测试集中标记为 Good 的图像会降级为相应的低质量图像，其中包含 3 个降级因素：光照、伪影和模糊。我们仅使用标记为 Good 或 Usable 的图像来训练和测试网络模型，因为标记为 Reject 的图像缺乏大量的主体结构和病理特征。

2. 实验参数

训练阶段模型参数的选择主要由实验和优化决定，输入图像大小的选择对于计算效率和捕获的细节水平起到平衡作用。综合考虑后，我们将输入图像大小设置为 384×384，每次迭代的批大小设置为 8，共 100 个迭代周期。我们将局部鉴别器的输入图像块大小设置为 64×64，并选择 Adam 作为优化器，学习率设置为 0.000 1。为了获得更好的视觉效果，我们在测试阶段使用 512×512 大小的图像作为输入。该模型基于 PyTorch 构建，并使用 NVIDIA GeForce RTX3090 进行训练，每张卡都有 24 GB 的内存。每张大小为 512×512×3 的图像的处理时间约为 0.061 s。

3. 消融研究

本模型采用峰值信噪比（Peak Signal-to-Noise Ratio，PSNR）和结构相似性指数度量（Structural Similarity Index Measure，SSIM）作为定量分析评价指标。PSNR 的定义如下：

$$\text{PSNR} = 10 \times \log_{10}\left(\frac{(2^b-1)^2}{\text{MSE}}\right) \qquad (3\text{-}20)$$

$$\text{MSE} = \frac{1}{mn}\sum_{i=0}^{m-1}\sum_{j=0}^{n-1}[I(i,j) - K(i,j)]^2 \qquad (3\text{-}21)$$

其中，b 表示图像的比特深度，m 和 n 分别表示图像的宽度和高度，$I(i,j)$ 和 $K(i,j)$ 分别表示参考图像和增强图像的像素坐标值。

SSIM 的数学定义如下：

$$\text{SSIM} = \frac{(2\mu_x\mu_y)(2\delta_{xy}+c_2)}{(\mu_x^2+\mu_y^2+c_1)(\delta_x^2+\delta_y^2+c_2)} \tag{3-22}$$

其中，x 和 y 表示参考图像和增强图像，μ_x 和 μ_y 表示平均值，δ_x^2 和 δ_y^2 表示方差，Oxy 表示 x 和 y 的协方差。本模型使用 8 位 RGB 图像，因此，$c_1 = (0.01 \times (2^8-1)^2)$。

对于消融实验，在 EyeQ 上使用不同模块来训练模型。SSIM 得分高表示图像更详细。如表 3-1 所示，GFEM+L-Attention 模块的 PSNR 值为 24.32，比无 GFEM 模块提高了 0.85，比无 L-Attention 模块提高了 0.74。此外，GFEM+L-Attention 模块的 SSIM 值为 0.893 2，比无 GFEM 模块高 0.006 2，比无 L-Attention 模块高 0.000 3。尽管其与无 L-Attention 模块的差值很小，但它突显了 GFEM+L-Attention 模块在保持图像结构相似性方面的卓越性能。图 3-2 显示了不同组件对模型的影响，其中包括全局特征提取模块（GFEM）和亮度注意力（L-A）。在 Sam 1 中，缺乏 L-Attention 会导致图像部分过亮。Sam 2 展示了 GFEM 的影响，当没有 GFEM 时，黑暗区域的噪声会被错误地识别和增强，从而导致虚假特征，进而导致出现原始图像中不存在的血管细节。

表 3-1　不同组件对模型的影响

模型	No GFEM	No L-Attention	GFEM + L-Attention
PSNR	23.47	25.58	24.32
SSIM	0.887 0	0.892 9	0.893 2

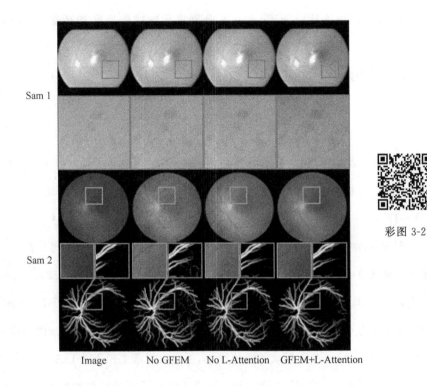

彩图 3-2

图 3-2　消融实验结果

4. 与最新技术的比较

（1）不均匀光照增强比较

与其他基于 GAN 的图像增强方法进行比较的结果如图 3-3 所示,其中图 3-3(a)是原始彩色眼底图像,图 3-3(b)是 pix2pix 使用合成的高质量和低质量彩色眼底图像在数据集上进行训练的结果,图 3-3(c)~图 3-3(e)是 CycleGAN、CutGAN 和 StillGAN 使用真实的不成对高质量和低质量彩色眼底图像在数据集上进行训练的结果,图 3-3(f)是本节所提方法的结果。

如图 3-3 所示,从每一列来看,通过 pix2pix 方法增强的图像都显示出明显的不均匀增强问题,在亮度均匀性方面表现最差。这可能是由于在将合成图像数据集上的训练结果迁移到真实的低质量眼底图像增强任务时出现了域间隙问题。CycleGAN 在整体图像质量方面取得了良好的效果,但在颜色稳定性方面表现不佳。CutGAN 在整体图像感知方面表现最佳,几乎消除了过度曝光或曝光不足。然而,它往往会在过度曝光或曝光不足的严重退化区域产生虚假特征,这可能会干扰诊断。StillGAN 取得了一些增强,但血管和背景之间的对比度还可以更显著地增强。通过本节所提方法增强的图像在单张图像和纵向对比度中都具有更好的颜色一致性和整体亮度均匀性,并为眼底血管提供了显著的对比度增强。

彩图 3-3

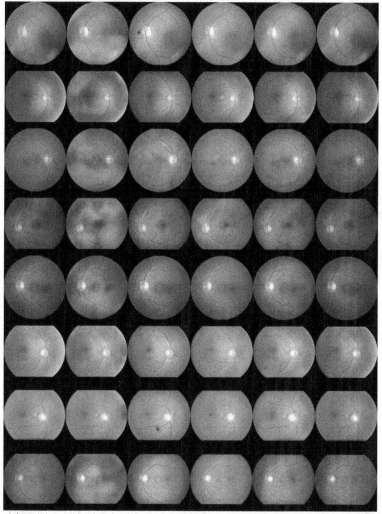

(a) Origin (b) pix2pix (c) CycleGAN (d) CutGAN (e) StillGAN (f) 本节所提方法

图 3-3 与最新技术的定性比较结果

如表 3-2 所示，本节所提方法取得了优异的结果，达到了 24.32 dB 的 PSNR 指数。StillGAN 次之（相差 0.88 dB），相比最低评分的 CutGAN 提高了 2.43 dB。对于 SSIM 指数，本节所提方法得分为 0.893 2，略低于最高评分方法 Pix2pix（相差 0.001 4），但超过了最低评分方法 CycleGAN（相差 0.050 2）。然而，Pix2pix 在亮度均匀性方面表现最差，当其在合成图像数据集上的训练结果被转移到增强真实低质量彩色眼底图像的任务时，可能存在域差距问题。与使用合成图像训练数据集的 Pix2pix 相比，本节所提方法可能更适用于真实的临床图像。

表 3-2 测试集上的平均 PSNR 和 SSIM 结果

方法	PSNR/dB	SSIM
Pix2pix	23.2	0.894 6
CycleGAN	22.84	0.843 0
CutGAN	21.89	0.853 4
StillGAN	23.44	0.869 4
本节所提方法	24.32	0.893 2

（2）结构特征保留度验证

彩色眼底图像根据图像中的解剖和病理特征进行诊断。因此，眼底图像增强需要保留图像的结构特征和病理特征。为了验证增强后结构特征的保留度，我们使用 Iter-Net 作为视网膜血管分割方法。采用不同的方法对增强后的视网膜血管结构进行分割。通过分析分割结果中血管的可见性和连续性，确定图像增强的效果。比较结果如图 3-4 所示，可以看出本节所提方法得到的增强眼底图像比原始图像分割出了更多的血管细节。CycleGAN 和 CutGAN 的血管连续性较差，分割出了原始图像中不存在的血管细节。在图像的暗区，血管背景颜色的低对比度导致图像可见度差。综上所述，Pix2pix、CycleGAN 和 CutGAN 增强的血管结构相对紊乱，而 StillGAN 和本节所提方法在血管细节和连续性方面表现出优越的性能。

彩图 3-4

第3章 眼底图像增强技术

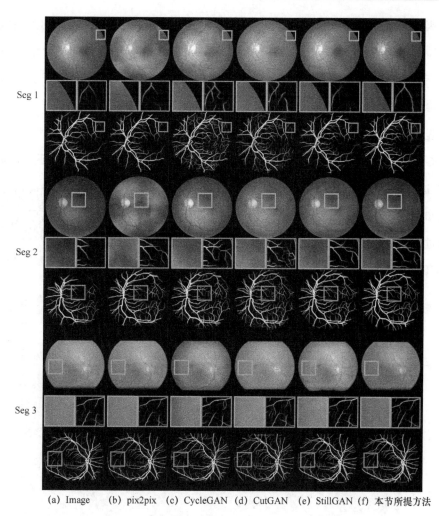

(a) Image (b) pix2pix (c) CycleGAN (d) CutGAN (e) StillGAN (f) 本节所提方法

图 3-4 彩色眼底图像中血管分割结果的比较

（3）病理特征保留度验证

图 3-5 显示了图像增强对病理特征保留度的影响。通过本节所提方法增强的图像，其暗区病理特征的边缘仍然清晰，且能与背景颜色区分开来。CycleGAN 和 CutGAN 增强的图像的病理特征模糊且对比度降低。pix2pix 增强效果不明显。Sam2 展示了一个精致的血管与坚硬分泌物交织的区域。当通过本节所提方法增强时，血管和病理特征都超过了在原始图像中观察到的特征。在原始图像的较暗区域，StillGAN 增强的图像揭示了原始图像中不存在的大量轻微出血或微动脉瘤的潜在症

状。因此,我们推测 StillGAN 可能会错误地将这些较暗区域内的噪声识别为轻微的病理特征并过度放大。Pix2pix、CycleGAN 和 CutGAN 增强的图像的血管结构出现紊乱,引入了原本不应该存在的血管分支。相比之下,尽管 StillGAN 相较于其他方法在硬渗出物的边缘锐度上表现出色,但它也导致了图像噪声的增加。Pix2pix 方法的整体增强效果并不显著,甚至可能会引入亮度不均匀的问题。就图像的整体感知而言,CycleGAN 和 CutGAN 表现出了显著的性能。然而,它们在保留精细尺度特征方面面临挑战,这可能会导致复杂细节的丢失和模糊的存在。StillGAN 在整体图像感知和精细尺度特征保留方面表现良好。然而,它存在血管连续性不足和过度增强的问题。总之,本节所提方法有效地提高了图像的整体质量,实现了眼底图像精细尺度结构和病理特征的高保真度。

彩图 3-5

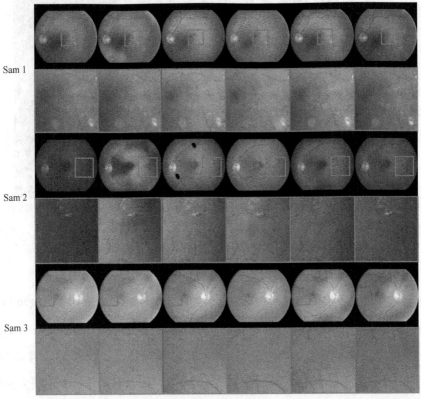

(a) Image (b) pix2pix (c) CycleGAN (d) CutGAN (e) StillGAN (f) 本节所提方法

图 3-5　眼底图像增强前后细微病理特征的比较

3.2.3 结论

本节提出了一种新的无监督框架来增强低质量的彩色视网膜图像,设计了一个全局特征提取模块,并引入了一个非参考函数来保留图像中的精细特征信息。为了解决图像中光照不均匀的问题,本节提出了一种基于先验知识的亮度注意机制。尽管没有配对训练数据,但本节所提出的框架可以很容易地适应现实世界中低质量的彩色视网膜图像。在公开可用的彩色视网膜图像数据集上的实验结果表明,本节所提方法在 PSNR 和 SSIM 方面优于现有方法,分别提高了 0.88 dB 和 0.024。此外,这表明本节所提方法在保持血管连续性和保留病理特征方面优于其他深度学习方法。然而,在某些情况下,本节所提方法的退化问题非常严重,以至于视网膜图像中的有价值信息被掩盖,使恢复变得具有挑战性,针对这一问题的改进也是未来研究的方向。

第4章 眼底图像分割技术

4.1 图像分割技术概述

图像分割技术是数字图像处理中的一个基本且重要的环节,它旨在将图像划分为具有共同特性的区域,并确保这些区域之间互不重叠。分割后的每个区域内部应具有某种一致性(如灰度、颜色、纹理等),而不同区域之间应具有明显的差异性。图像分割技术不仅有助于人们从图像中提取出感兴趣的目标或区域,还为后续的图像分析和处理奠定了基础。

由图像分割的定义出发,我们可以归纳出以下几个核心原则,这些原则对于确保图像分割的有效性和准确性至关重要。

① 完整性:分割后的所有区域应完全覆盖整个图像,没有遗漏任何部分。这意味着图像中的每一个像素都应该被分配到一个特定的区域中,没有任何像素被忽略或遗漏。

② 互斥性:各个分割区域之间应该是互不重叠的,即一个像素不能同时属于两个或更多的区域。这种互斥性保证了分割结果的清晰和明确。

③ 同质性:同一区域内的像素应该在某个或多个特性(如灰度、颜色、纹理等)上表现出相似性或一致性。这种同质性使得分割后的区域能够代表图像中的特定对象或特征。

图像分割技术在多个领域都有广泛的应用,这些领域涵盖了从基本的图像处理到高级的机器视觉和人工智能。在医学领域,图像分割技术被用于分析和处理各种医学影像,如 X 光片、CT 扫描、MRI 图像等。通过对这些图像进行分割,医生可以更加准确地识别病灶、血管、器官等结构,从而辅助诊断、手术规划、治疗监测等过程。计算机视觉也是图像分割技术的重要应用领域之一。在计算机视觉系统中,图像分割是物体识别、目标跟踪、场景理解等任务的基础。通过对图像进行分割,系统可以识别出图像中的不同物体和区域,从而进行进一步的分析和处理。在农业领域,图像分割技术被用于植物检测、病虫害识别等方面。通过对农田图像进行分割,可以识别出植物的生长状态、病虫害情况等,为农业生产提供重要的决策支持。随着技术的不断发展和创新,图像分割技术将在更多领域发挥重要作用。

视网膜血管的形态和功能变化被广泛认为是多种慢性疾病的重要生物标志和预测指标。视网膜作为唯一可以直接观察的小血管床,其血管结构与人体其他部位的微血管(如冠状动脉、脑动脉等)具有相似的解剖学、生理学和病理学特征。因此,通过对视网膜血管进行非侵入性的观察和分析,可以间接评估全身微血管的健康状况,从而帮助医生诊断、监测和管理多种慢性疾病。然而,由于视网膜血管在形态上存在显著的个体内和个体间差异,以及眼底图像可能受到光照条件、图像质量、患者配合度等多种因素的影响,因此,精确的视网膜血管分割一直是医学图像处理领域的一个挑战。

随着深度学习在医学图像分析领域的广泛应用,相较于传统方法,基于深度神经网络的医学图像分割算法具有自动提取特征、大规模数据处理、分割处理速度快以及高精度分割等优势。现有的视网膜血管分割算法可分为三类,即基于传统机器学习的血管分割方法、基于监督深度学习的血管分割方法和基于无监督/自监督深度学习的血管分割方法。

(1) 基于传统机器学习的血管分割方法

基于传统机器学习的血管分割方法通常遵循以下步骤:首先对眼底图像进行预处理,根据视网膜血管的特性设计一系列的特征提取器,从眼底图像中提取出与血管分割相关的特征(如颜色、纹理、形状等);然后基于获取的血管特征构建特征向量空间,并选择合适的分类器(如支持向量机、随机森林等)提取血管。这种方法在一定程度上能够处理视网膜血管的分割问题,但其性能受限于特征设计的合理性和分类器的泛化能力,因此,传统方法的结果通常比预期要差。

(2) 基于监督深度学习的血管分割方法

随着深度学习技术的兴起,基于监督学习的深度神经网络在视网膜血管分割中得到了广泛应用。这类方法通过大量标注好的眼底图像数据来训练深度神经网络〔如卷积神经网络(CNN)、U-Net 等〕,使其能够自动学习图像中的特征表示,并直接输出分割结果。监督深度学习分割方法能够自动提取复杂的图像特征,并在大规模数据集上进行训练,从而实现高精度的视网膜血管分割。

(3) 基于无监督/自监督深度学习的血管分割方法

深度学习方法通常依赖于大量的标记数据,但大多数医学图像数据都是未标记的。无监督/自监督深度学习方法通过利用图像内部的自相似性、时空一致性等特性,或者通过设计特定的辅助任务(如图像重建、颜色恢复等)来预训练深度神经网络,从而在不依赖大量标注数据的情况下学习图像中的有用特征。然后,这些特征可以用于视网膜血管的分割任务。无监督/自监督深度学习分割方法能够处理未完全标注或未标注的图像数据,因而,该方法在数据稀缺或标注成本高昂的情况下具有重要意义。

4.2 具有自监督学习的多任务密集网络的视网膜血管分割方法

视网膜血管的形态与功能变化是糖尿病、中风及高血压等多种慢性疾病的重要诊断指标。然而,面对缺乏大量高质量标注数据的现状,现有的基于深度学习的医学图像分割技术在处理视网膜血管分割任务时,其性能往往受到显著影响。为了缓解对高质量标注数据的依赖,并充分利用大量未标记数据,研究人员提出了一种创新的自监督多任务策略,旨在有效提取视网膜血管分割中关键的曲线血管特征。

该策略的核心在于精心设计的密集网络,该网络能够跨不同层或切片捕捉更丰富的血管特征,同时确保在硬件上的高效训练与测试。通过整合 3 个通用的预训练任务(强度变换、随机像素填充、in-painting 和 out-painting),该策略能够以聚合的方式学习视网膜血管结构的复杂层次表征。此外,为了进一步丰富特征提取,研究人员还引入了向量分类任务模块作为额外的预训练任务,旨在捕获更多的空间特征信息。值得一提的是,为了引导分割网络更加聚焦于曲线血管结构,研究团队创新性地提出了一种动态损失方法,该方法能够从未标记的眼底图像中学习到更为鲁棒的血管细节。这一系列预训练任务的巧妙结合,显著降低了深度学习方法对标记数据的依赖。

实验结果表明,这一自监督多任务策略为视网膜血管分割任务开辟了一条颇具前景的新路径。相较于其他最先进的监督深度学习方法,该方法在减少标记数据需求的同时,实现了相对较高的分割精度。例如,在 DRIVE 和 Vampire 等标准数据集上,该方法可以基于无须任何标记的真实图像,达到与传统监督学习方法相媲美的准确性。经过精心训练,该方法在 DRIVE 数据集上更是取得了高达 0.96 的准确率,充分展示了其在视网膜血管分割领域的潜力和优势。

4.2.1 方法实现

自监督学习方法以其减少对标记数据依赖的优势,成为研究视网膜血管分割任务的一种新兴途径。这类方法能够从未标记数据中学习,有望在视网膜血管分割任务中实现比传统的监督深度学习方法更优的性能。鉴于高质量标注数据的稀缺性,现有的监督分割方法在特征提取方面的能力相对有限。然而,直接将自监督学习技术应用于视网膜血管分割领域可能并不理想,因为医学图像,特别是视网膜图像,与自然图像在多个维度上存在显著差异。视网膜图像中广泛分布的微血管结构复杂且细微,这些特征往往容易被现有的方法所忽视。

为了解决这一问题,研究人员提出了一种创新的密集网络架构,该网络架构巧妙地运用了聚合任务模型,将多个自监督学习任务整合于一体。这一设计旨在通过自我监督的预训练过程，有效地聚合学习到的空间和语义上下文信息。此外，为了进一步提升特征提取的精度，预训练任务采用了优化后的 U-Net 网络结构，该结构在特征提取过程中能够保留更多细节信息。这一独特的设计使得网络能够全面学习眼部特有的特征，并充分利用更为详尽的信息进行血管分割。

1. 网络架构

创新的密集网络架构在现有的 U-Net 模型的基础之上采用了更为先进的特征融合策略。传统的 U-Net 模型仅通过连接通道维度上相同大小的特征图来实现特征的传递，而该网络则通过密集的连接方式，聚合了来自不同层的特征图。如图 4-1 所示，该网络由编码器模块、融合模块和解码器模块三大核心部分组成。其中，编码器模块和解码器模块的结构与标准的 U-Net 保持一致，编码器包含 4 个卷积块，而解码器则包含 4 个对应的反卷积块。

彩图 4-1

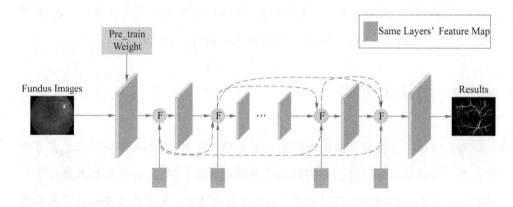

图 4-1　基于聚集任务的眼底图像血管分割网络

该网络与标准的 U-Net 的不同之处在于其密集网络的设计，这种设计在编码器和解码器的基础上，在每个卷积块内部都嵌入了一个融合模块，再以彩色眼底图像或荧光眼底血管造影（FFA）图像作为输入，通过编码器模块进行处理，最终由解码器模块输出与输入图像大小相同的分割结果。

在融合模块中，不同层的特征图首先通过不同核大小的卷积运算被转换为相同尺寸,随后这些转换后的特征图被连接起来,并作为下一层的输入。融合网络(用 F 表示)接收 3 个输入:前一层的特征、当前层的预训练特征,以及来自前一卷积块的所有特征。通过这种方式,融合模块能够生成包含丰富上下文信息的特征图,确保编码器和解码器能够充分利用不同层次的特征,从而显著增强了网络的鲁棒性和分割性能。

整个网络的输入可以用式(4-1)表示,其中:CB 表示卷积块;网络的输入是视网膜图像或 FFA,表示为 G_{input}。网络首先使用大小为 3×3 的滤波器,初始核大小为 64;其次使用 3 个连续的、相同大小的卷积块来处理视网膜图像,并逐层将卷积核减半。特征提取模块通过滤波器大小为 3×3 的卷积层获得特征图 G',最终卷积核为 16。再次,编码器由滤波器大小为 3×3、卷积核为 16 的卷积层处理;最后,依次使用 3×3 的滤波器,将卷积核的数量乘以层数,将图像通道的数量转换为 3,得到最终的血管分割图像 G_{result},如式(4-2)所示。

$$G' = f^{(3\times3)}(\text{CB}_{\text{total}}(\text{CB}_{(\text{total}-1)}(\cdots\text{CB}_1(f^{(3\times3)}(G_{\text{input}}))\cdots))) \tag{4-1}$$

$$G_{\text{result}} = f^{(3\times3)}(\text{CB}_{\text{total}}(\text{CB}_{\text{total}-1}(\cdots\text{CB}_1(f^{(3\times3)}(G'))\cdots))) \tag{4-2}$$

原始的 U-Net 仅聚合了相同尺寸的特征图,导致来自不同层级的特征未能得到充分的继承和融合,进而限制了编码器、解码器网络结构的分割能力。因此,研究人员对传统的 U 型网络结构进行了优化,创新性地引入了密集型 U 型网络设计。这一改进灵感来源于密集网络的概念,通过在网络中增加密集连接,实现了不同层级特征图的深度融合。鉴于特征图尺寸的差异,研究人员还引入了一个额外的卷积块,以对特征图进行精细化处理,确保特征能够顺利融合。该网络的数据流图如图 4-2 所示。

如图 4-2 所示,该网络结构通过使用融合模块来填充原始的 U-Net,以便在 U-Net 的不同层之间聚合特征图。我们首先假设第四层编码器的输入是特征图 F,将其通过 3×3 卷积得到特征图 F';其次将特征图 F' 用作融合网络的输入,通过 3×3 反卷积过程获得新的特征图,并将其与同一层开始获得的特征图 F' 合并;最后通过卷积层使用相同的

彩图 4-2

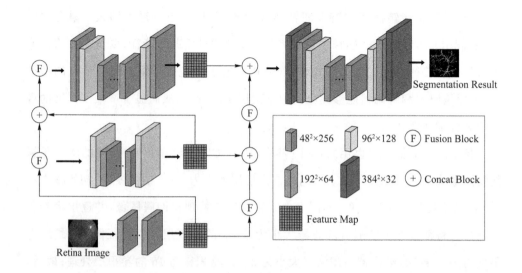

图 4-2 预训练网络数据流图

参数设置获得处理后的特征图 F''，作为第四层解码器的输入。整个处理流程可以用式(4-3)和式(4-4)表示。其中，$f^{(3\times 3)}(\cdot)$ 表示卷积核大小为 3×3 的卷积层。

$$F' = f^{(3\times 3)}(F) \tag{4-3}$$

$$F'' = f^{(3\times 3)}((F')\oplus F) \tag{4-4}$$

2．预训练任务聚合

为了提高性能，研究人员采用汇总 4 项预训练任务。然而，如何有效地整合多项预训练任务成为一个重大挑战，特别是在需要网络结合多种特征来适应视网膜图像分割的情境中。

第一项预训练任务是非线性强度变换。在这一步骤中，视网膜图像首先经过非线性强度变换的预处理，随后作为训练网络的输入，旨在重建原始图像。鉴于强度信息是 FFA 图像中最为关键的特征信息，故使用非线性强度变换能够使预训练网络学习到丰富的全局特征。为了实现这一过程，研究人员采用了贝塞尔曲线（Bézier Curve）来执行式(4-5)所描述的非线性变换，该曲线以其平滑且单调的特性确保变换函数的稳定性。在变换过程中，图像的每一个像素都应用了相同的贝塞尔变换,保证了像素间一对一的映射关系。

$$B(t)=(1-t)^3P_0+3(1-t)^2tP_1+3(1-t)t^2P_2+t^3P_3, t\in[0,1] \quad (4-5)$$

其中,t 是常数,贝塞尔曲线具有两个端点 P_0、P_3 和两个控制端点 P_1、P_2。

非线性强度变化是通过选取单调函数区间来实现的。彩色眼底图像和 FFA 图像都被转换为二值图然后被正则化为[0,1]。

第二项预训练任务是随机像素填充。该预训练任务将在真实视网膜图像中随机选择一个固定大小的 $m\times n$ 窗口进行随机像素填充,然后将处理后的图像用作输入,输出仍然是网络重建的视网膜图像。随机像素填充过程如式(4-6)所示,其中,$\tilde{w}$ 表示变换后的窗口,P 和 P' 分别表示大小为 $m\times m$ 和 $n\times n$ 的窗口。与传统的随机像素填充不同,变换后的血管图像只会模糊血管的边缘,预训练任务需要在重建过程中准确恢复视网膜图像血管的边缘和纹理细节。通过局部像素随机填充,预训练网络学习眼底图像的局部细节。

$$\tilde{w}=P\times W\times P' \quad (4-6)$$

第三项预训练任务是 in-painting 和 out-painting。该任务将随机遮挡的视网膜图像作为输入,并输出重建的视网膜图像。out-painting 的具体过程是:首先随机生成几个不同大小的窗口然后将它们重叠形成一个形状复杂的单个窗口,然后为窗口外的所有像素分配一个随机值,同时保持窗口内原始图像的强度。对于 in-painting,视网膜图像中的窗口是随机选择的。窗口外的强度被保留,窗口内的强度被修改。预训练网络在 out-painting 过程中通过重建原始图像来学习全局特征和空间局部特征,并在 in-painting 过程中学习视网膜血管的连续性特征。

上述 3 项预训练任务中使用的损失函数都是 L1 损失,编码器的目标是通过计算 3 项预训练任务的输入和输出的 L1 损失来训练网络,进而学习眼底图像的特征。

第四项预训练任务是向量分类任务。与前 3 项预训练任务相比,此任务侧重于编码器的训练,以提高编码器的特征提取能力。第四项预训练任务的过程始于将原始图像裁剪成 3×3 的小块,如图 4-3 所示,共计 24 个不同的向量。该预训练任务使用完整视网膜图像中的 5 个小块作为输入，经过密集 U-Net 之后送入全连接层，网络的输出是矢量预测结果。将输出结果与真实矢量进行比较，从而使网络能够学习眼底图像的空间特征。

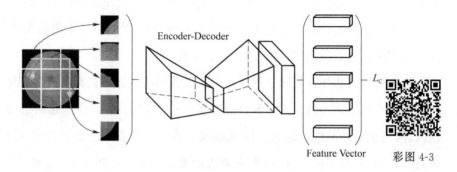

图 4-3　矢量预测任务

输入过程如式(4-7)所示。

$$z_i = f(x_i), i = 1, \cdots, m \tag{4-7}$$

其中，z_i 表示输出特征向量。

如图 4-4 所示，我们选择特定的向量，从左上角到右下角随机选择路线。由于所采数据为 2D 视网膜图像，因此，m 的值取为 5。损失函数如式(4-8)所示。

$$L_C = -\frac{\sum_i^{(z_i \neq z_m)} z_m \log z'_m + (1-z_m) \log z(1-z'_m)}{z_i \log z'_m + (1-z_i) \log z(1-z'_m)} \tag{4-8}$$

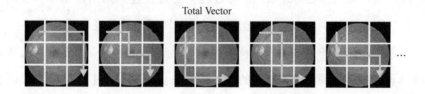

图 4-4　全部的向量路线

总体的预训练过程如下：首先选择数据集中的图像，使用向量分类任务来训练编码器；然后结合前 3 项预训练任务训练网络模型，四项预训练任务完全适合视网膜血管分割。

传统的自监督任务通常采用旋转等图像变换作为预训练任务,但是旋转视网膜图像不能让网络从现有数据集中学习精确的血管特征,而是学习噪声特征。因而,具体的训练过程采用相同的数据集,每一轮训练都使用前一轮训练的完整网络参数继续训练,最终,网络可以学习到预训练任务学习到的所有眼底图像特征。在网络经过训练后,编码器和解码器的权重被保留为目标分割网络的初始训练权重。

3. 目标分割任务

分割模型与预训练网络共享相同的网络架构,并使用预训练的权重进行初始化。

目标分割网络不仅可以共享网络权重,还可以获得预训练网络的特征图,同时将同一层的预训练网络特征图共享给目标分割网络。在实际分割过程中,如果编码器-解码器的层数过深,可能会出现梯度消失问题。由于编码器-解码器网络采用深度编码器-解码器的策略,因此,在编码过程中可能会丢失大量眼底图像细节,导致眼底图像血管分割效果不佳。从卷积公式可知,在 U-Net 的每次编码器操作后,特征图的长度和宽度将减少到原始的 1/2。

$$w_{\text{out}} = \frac{w_{\text{in}} + 2 \times \text{padding} - F + 1}{\text{stride}} \tag{4-9}$$

目标分割任务的损失函数如式(4-10)所示,用于计算预测值和真实值之间的差异。

$$L = \sum_{i=1}^{W} \sum_{j=1}^{H} \| G_{\text{result}}(i,j) - G_{\text{groundtruth}}(i,j) \|_1 \tag{4-10}$$

其中,$G_{\text{groundtruth}}$ 和 G_{result} 分别表示人工标注结果和预测结果,W 和 H 分别表示图像的长度和宽度,$\| \cdot \|_1$ 表示 $L1$ 损失,(i,j) 表示像素位置坐标。

4.2.2 实验和结果

1. 数据集

采用 DRIVE、VAMPIRE、iChallenge 和 STARE 作为实验数据集。VAMPIRE 是超广角荧光素眼底血管造影（UWFFA）数据集，包含 8 幅高分辨率超广角图像。DRIVE、iChallenge 和 STARE 数据集都是彩色眼底图像数据集，并且 Drive 和 STARE 数据集提供了视网膜血管分割的标签数据。

DRIVE 数据集包含 40 个视网膜图像，本节实验使用 20 个图像作为训练数据，其他图像作为测试数据。VAMPIRE 数据集提供了 8 幅高分辨率超广角眼底图像，在本节预训练阶段使用其所有图像。

当采用自监督学习方法对网络进行预训练时，我们将使用来自 4 个数据集的所有图像。在分割模型的训练阶段，我们使用 DRIVE 数据集中的 40 幅图像、iChallenge 数据集中的 400 幅图像和 VAMPIRE 中全部的 8 幅 UWFFA 图像作为训练数据集。DRIVE 数据集中剩余的 20 张图像和 VAMPIRE 数据集中的 4 张图像用于测试。总体而言，预训练数据集包括 480 张彩色眼底图像和 8 张 FFA 图像，分割训练数据集包括 20 张彩色眼底图和 4 张 FFA 图，测试数据集包括 20 张彩色视网膜图和 4 张 FFA 图。

2. 实验参数

实验使用 PyTorch 实现算法，并在 NVIDIA RTX 3090 GPU 上训练和测试模型。训练网络共计 100 epochs，batch size 设置为 16，训练阶段的初始学习率设置为 0.001，每 100 次迭代衰减 0.96。采用随机旋转和翻转作为数据增强以避免过拟合。

3. 评估指标

本节采用主客观评价相结合的策略来评估模型的性能。主观评价反映了结果是否得到眼科医生的认可,客观评价定量衡量了分割结果。

(1) 主观评价标准

平均主观评分(Mean Opinion Score,MOS)被视为主观质量评价指标,分配了 5 个级别的 MOS 分数。每个级别和相应的分数如下:

① 5 分:分割结果优秀(视网膜血管结构的清晰度为 80%~100%,血管分割结果不亚于人眼观察)。

② 4 分:分割结果良好(视网膜血管结构的清晰度为 60%~80%,血管分割结果与人眼观察差异不大,少数毛细血管无法区分)。

③ 3 分:分割结果中等(视网膜血管结构的清晰度为 40%~60%,血管分割结果与人眼观察存在差距,少数毛细血管缺失)。

④ 2 分:分割结果较差(视网膜血管结构的清晰度为 20%~40%,血管分割结果与人眼观察存在差异,大量毛细血管缺失)。

⑤ 1 分:分割结果极差(视网膜血管结构的清晰度为 0~20%,血管分割结果与人眼观察存在较大差距,主要血管缺失)。

假设需要 L 名参与者对 T 个分割结果进行总体评分,则 MOS 计算公式为

$$\overline{\mathrm{MOS}_j} = \frac{\frac{1}{L}\sum_{i=1}^{L}\sum_{k=1}^{T}M_{i,j,k}}{T} \qquad (4-11)$$

其中,$M_{i,j,k}$ 表示第 i 个人给出的第 k 个分割结果的分数,图像由第 j 个算法分割。

(2) 客观评价标准

客观评价标准是通过固定公式计算的数值指标,用于定量判断算法的分割结果。

本节采用 DS(Dice Score)、AC(Accuracy)、AUC(Area Under Receiver Operating Characteristic Curve)和 AP(Average Precision)作为分割任务的客观质

量评估指标,并将真阳性预测表示为 TP,真阴性预测表示为 TN,假阳性预测表示为 FP,假阴性预测表示为 FN。所有计算客观指标的公式如下：

$$DS = \frac{2TP}{2TP+FP+FN} \tag{4-12}$$

$$AC = \frac{TP+TN}{TP+TN+FP+FN} \tag{4-13}$$

$$AUC = \frac{\sum_{i \in \text{positiveClass}} \text{rank}_i - \frac{M(1+M)}{2}}{M \times N} \tag{4-14}$$

其中:positiveClass(·)表示真实血管像素集,rank_i 表示将分割结果中的所有像素点从最小到最大分类为血管的概率排序后,排名结果中第 i 个真实血管像素点的序列号;式(4-14)中的 $M=TP+FN, N=TN+FP$。

$$AP = \sum_{i=1}^{n-1}(r_{i+1} - r_i)p_{\text{interp}}(r_{i+1}) \tag{4-15}$$

其中,$r_1, r_2, \cdots, r_{n-1}$ 是按升序排列的精度插值段的第一次插值对应的 Recall 值。

4. 实验结果与分析

将聚合多任务的自监督模型与几种常见的自监督分割算法进行比较,包括着色(COL)、旋转(RO)、COL+RO、SimCLR 和 Model Genesis。同时,本章所提模型的分割结果也与监督学习方法 D2D CNNs 进行了比较。所有模型都在 DRIVE 数据集上进行了测试。

表 4-1 为 DRIVE 数据集的测试结果。可以看出,与常见方法相比,本节所提的聚合多任务的自监督模型在所有指标上都具有优势。部分分割后的结果如图 4-5 和图 4-6 所示。

COL 和 RO 的分割结果最差,因为单任务自监督学习任务在处理未标记数据时没有学习到足够的特征,而 COL 和 RO 的组合则对结果有显著改善,这表明使用任务组合可以提高分割精度。SimCLR 在准确性方面有所提高,但对于眼底图像中血管的细节处理不如本节所提模型。

表 4-1 DRIVE 数据集上的视网膜血管分割结果

方法	Subjective Metrics		Objective Metrics	
	MOS	DS	AUC	AC
COL	3.7	0.734	0.723 4	0.790 7
RO	2.8	0.735	0.721 7	0.878 3
COL+RO	3.5	0.947	0.806 1	0.815 8
SimCLR	3.3	0.721	0.882 6	0.939 7
本节所提模型	4	0.962	0.949 4	0.927 4
Model Genesis	3.9	0.96	0.979 6	0.924 6
D2D-CNNs	3.5	0.917	0.960 2	0.986 7

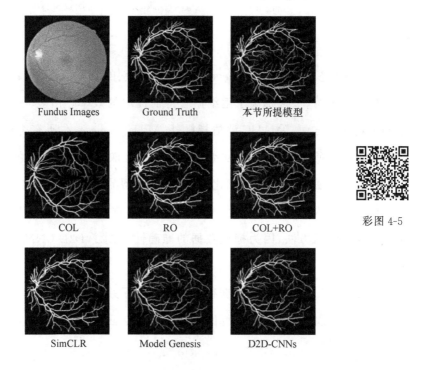

彩图 4-5

图 4-5 分割后的结果(一)

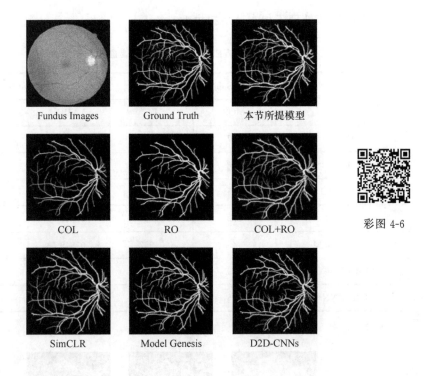

图 4-6 分割后的结果(二)

本节所提模型和 Model Genesis 都是多任务自监督学习框架。通过编码器的多任务预训练,大大提高了毛细血管特征提取的效率。由表 4-1 可知,在准确性和主观评估方面,除 AUC 评估指标外,Model Genesis 在所有客观评估指标上都略低于本节所提模型,这表明编码器在特征提取过程中学习了更详细的特征。与监督学习方法 D2D-CNNs 相比,本节所提模型的分割结果更准确,微小毛细血管结构的主观视觉分割结果比 D2D-CNNs 好得多。可以看出,自监督预训练方法优于监督学习方法,因为标记数据的准确性限制了 D2D-CNNs 在血管分割中的性能。

为证明本节所提模型可以获得网状血管特征并具有泛化能力,我们使用不同的数据集训练预训练网络和目标网络进行交叉验证,结果如表 4-2 所示。

表 4-2　交叉验证结果

Pre-Train Dataset	Target Dataset	ACC
Drive	Vampire	0.906 7
Drive	Drive	0.962 0
Vampire	Drive	0.952 7
Vampire	Vampire	0.913 0

4.2.3　结论

视网膜血管分割是视网膜疾病自动诊断中的一项基本任务,本节提出了一种具有自监督预训练的视网膜血管分割多任务策略。首先,该策略以聚合的方式组合了3个网络前置任务(即强度变换、随机像素填充、in-painting 和 out-painting),以从未标记的数据中自动学习与血管形态和功能变化相关的特征。该聚合策略是为视网膜血管分割精心设计的,对网络大有裨益。其次,该策略引入了向量分类任务模块,以提高预训练阶段对于曲线结构的分割能力,因而,预训练的密集网络可以有效地获得鲁棒的血管结构。最后,该策略使用动态损失来提高分割过程中的性能。自监督预训练和动态损失策略使网络能够有效地学习眼部器官血管特征,具有很强的泛化能力。实验结果表明,与其他自监督和监督学习方法相比,本节所提模型在客观和主观上都具有优越性。此外,与传统方法相比,本节所提模型使用的标记数据更少,随着图像体积的增加,模型将表现出更好的性能。

4.3　嵌入卷积 U 形网络中的 Transformer 的视网膜血管分割方法

大量临床研究表明,糖尿病视网膜病变、白内障、干眼综合征和青光眼病变等疾病与视网膜血管的结构和形态改变有关。作为眼科诊断标准的一部分，光学相干断层血管造影（OCTA）能够识别和测量血流，以获得视网膜、脉络膜和结膜区域血管的高分辨率图像。与传统的荧光素眼底血管造影和吲哚菁绿眼底血管造影相比，OCTA 具有无创、快速和三维成像的优点，是眼科领域非常有前景的血管成像技术。图 4-7(a)为原始彩色眼底图像，通过传统视网膜成像技术获得的彩色眼底图像很难捕捉到细小的血管和毛细血管。OCTA 技术可以生成不同深度的视网膜血管图像如图 4-7(b)～图 4-7(d)所示，其中图 4-7(b)为浅部血管复合体（SVC）图 4-7(c)为深部血管复合体（DVC），图 4-7(d)为包含 SVC 和 DVC 的视网膜内血管丛（SVC+DVC）。图 4-7(e)～图 4-7(h)分别是图 4-7(a)～图 4-7(d)的标签。高质量的 OCTA 图像可以呈现不同 OCTA 深度层的微血管信息，极易应用于临床研究。为了精确识别和诊断视网膜血管的变化，医务人员需要从眼底图像中提取视网膜血管，以观察视网膜血管树的长度、曲率、宽度和其他形态条件。然而，人工分割视网膜血管需要复杂的工作，既烦琐又耗时。因此，各种可以提高效率和可靠性的自动分割算法在临床实践中逐渐引起了人们的广泛关注，以解决这些问题。

彩图 4-7

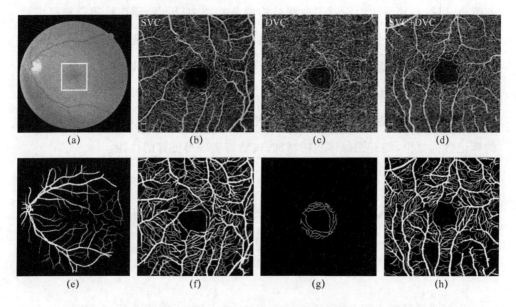

图 4-7　彩色眼底图像和眼底中心凹区域（黄色矩形区域）OCTA 图像的比较

现有 OCTA 视网膜血管分割方法存在如下局限性：

① 视网膜血管的连续性放大了卷积计算的缺陷，卷积网络的弱全局捕获能力使其容易断裂或丢失分割的血管；

② U-Net 中的跳跃连接只是简单地将血管信息从编码器传播到相同尺度特征上的解码器，故不同尺度特征之间的交互有限，无法防止信息丢失和模糊；

③ 尽管纯 Transformer 网络结构可以通过自注意机制实现全局上下文交互，但自注意的高计算复杂性仍然是一个挑战，特别是针对使用基于 Transformer 的结构处理较大图像的情况。

为了解决这些问题，本节提出了一种嵌入卷积 U 形网络的 Transformer——TCU-Net。它结合了改进的卷积网络和用于 OCTA 视网膜图像分割的自注意力机制。具体而言，本节提出了一种高效的交叉融合 Transformer(ECT)来取代原始的跳跃连接。ECT 模块利用卷积和自注意力机制的优点，通过利用卷积的图像感应偏差及带有线性计算复杂性的 Transformer 捕获长距离关系的能力，避免大规模预训练。此外，编码器将不同尺度的特征输入高效的多头交叉注意力机制中，以实现不同尺度之间的交互，并补偿血管信息的损失。最后，本节引入高效的通道交叉注意(ECCA)模块，融合 Transformer 模块的多尺度特征和解码器特征，解决它们之间的语义不一致问题，有效增强血管特征。本节所提方法的主要工作包括：

① 提出了一种新的端到端 OCTA 视网膜血管分割方法，该方法将卷积计算嵌入用于全局特征提取的 Transformer 中。

② 设计了一种高效的交叉融合 Transformer 模块，以替代原始的跳跃连接，从而实现多尺度特征之间的交互并补偿血管信息的丢失。与原始多头自注意机制相比，ECT 模块的多头交叉注意机制降低了计算复杂度。

③ 为了减少 ECT 模块的输出和解码器特征之间的语义差异，引入了一个通道交叉注意力模块来融合和增强有效的血管信息。

④ 在两个 OCTA 视网膜血管分割数据集 ROSE-1 和 ROSE-2 上的实验评估证明了本节所提出的 TCU-Net 的有效性。

4.3.1 方法实现

1. 网络架构

图 4-8 为 TCU-Net 的网络架构。U-Net 架构包括一个下采样编码器和一个上采样解码器,跳跃连接是指在通道上的对称位置添加编码器和解码器特征,从而在深度转换中保持原始输入特征图的信息不变。本节所提方法的目标是通过设计一种高效的交叉融合 Transformer 来取代原始的跳跃连接,从而提高 U-Net 的性能。ECT 模块位于原始的跳跃连接结构上,其输出不会直接添加到具有解码器相应层的通道中。相反,它由 ECCA 模块逐层与输出特征和上采样特征融合,这一过程用于指导解码器操作并增强血管特征。

彩图 4-8

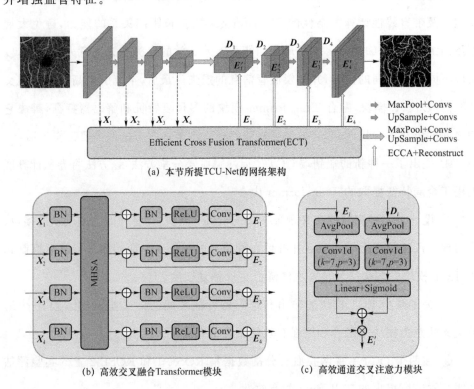

图 4-8　TCU-Net 的网络架构

2. ECT：用于编码器特征转换的高效交叉融合 Transformer

为了解决融合编码器多尺度特征时计算复杂度高的问题，高效交叉融合变换器（ECT）模块将卷积集成到自注意力机制中，以避免 Transformer 的大规模预训练。这是因为长序列的自注意力本质上是低阶的，大部分信息都集中在最大的奇异值上。此外，由于编码器和解码器之间的功能并不完全兼容，一些跳跃连接可能无效。为了解决这个问题，我们引入通道转换器（Channel Transformer，CTrans）模型作为 U-Net 跳跃连接的替代方案。CTrans 模型有效地解决了语义鸿沟问题，实现了医学图像的精确自动分割。受此启发，ECT 模块可以有效地融合不同尺度的特征，并降低图 4-9 中自注意力机制的计算复杂度。

彩图 4-9

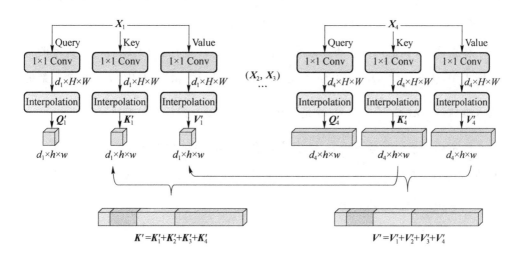

图 4-9 编码器的输出经过插值下采样以获得交叉尺度 $Q'_i(i=1,2,3,4)$，K'，V'

在 *Attention is all you need* 论文中，研究人员同时在一组查询上计算注意力函数，并将其打包成一个矩阵 Q。键和值也被打包成矩阵 K 和 V。本节方法使用 4 个头，考虑输入特征映射 $X \in \mathbb{R}^{C \times H \times W}$，其中，$H$、$W$ 为空间高度和宽度，C 为通道的数量，其计算过程如下：

$$\text{Attention}(\boldsymbol{Q},\boldsymbol{K},\boldsymbol{V})=\text{softmax}\left(\frac{\boldsymbol{Q}\boldsymbol{K}^{\text{T}}}{\sqrt{d}}\right)\boldsymbol{V} \tag{4-16}$$

其中,$\boldsymbol{Q}$、$\boldsymbol{K}$、$\boldsymbol{V} \in \mathrm{R}^{d \times H \times W}$,$d$ 为每个头的嵌入尺寸。因此,$\boldsymbol{Q}$、$\boldsymbol{K}$ 和 $\boldsymbol{V}$ 被展平并转置为 $\mathrm{R}^{n \times d}$,$n = HW$ 的序列,点乘操作的复杂度为 $O(n^2 d)$。通常,当序列长度 n 大于表示维度 d 时,自注意力层比循环层的计算速度慢,这会影响自注意力层的灵活性。因此,本节所提方法采用的有效交叉融合自注意力的主要思想是将函数映射嵌入到较低维度,以加速计算。

在高效交叉融合 Transformer(ECT)模块中,对于编码器的每个输出 $\boldsymbol{X}_i \in \mathrm{R}^{\frac{HW}{i^2} \times C_i}$,$i=(1,2,3,4)$。在进入注意力模块之前,$\boldsymbol{X}_i$ 需要正则化为 $\boldsymbol{X}'_i \in \mathrm{R}^{\frac{HW}{i^2} \times C_i}$,$i=(1,2,3,4)$。如图 4-9 所示,我们使用 3 个 1×1 卷积将 $\boldsymbol{X}_i$ 映射到 $\boldsymbol{Q}_i$、$\boldsymbol{K}_i$、$\boldsymbol{V}_i \in \mathrm{R}^{\frac{HW}{i^2} \times C_i}$,$i=(1,2,3,4)$,并将 $\boldsymbol{K}$、$\boldsymbol{V}$ 的 4 层连接为最终的键和值 $K_\Sigma = \text{Concat}(K_1, K_2, K_3, K_4)$,$V_\Sigma = \text{Concat}(V_1, V_2, V_3, V_4)$。

在查询、键和值的每个投影过程中执行三次投影,将它们投影到每个头部的低维嵌入中:$\boldsymbol{Q}' \in \mathrm{R}^{k \times d_i}$,$\boldsymbol{K}' \in \mathrm{R}^{k \times d_\Sigma}$,$\boldsymbol{V}' \in \mathrm{R}^{k \times d_\Sigma}$,$i=(1,2,3,4)$。其中,$d$ 是每个头部的嵌入维数,$k = hw \leq \frac{HW}{i^2}$,$h$ 和 w 是双线性插值后每个特征图的缩小尺寸。

改进后的模块包含 6 个输入,其中包含 4 个查询和 2 个聚合的 K_Σ、V_Σ 作为键和值,如图 4-10 所示。通过高效交叉注意力(Efficient Cross-Attention,ECA)机制计算输出矩阵的公式如下:

$$\text{ECA}_i = \text{softmax}\left(\frac{\boldsymbol{Q}'^{\text{T}}_i \boldsymbol{K}'}{\sqrt{d_\Sigma}}\right)\boldsymbol{V}'^{\text{T}} \tag{4-17}$$

其中,$d_\Sigma = \text{Concat}(d_1, d_2, d_3, d_4)$。

我们首先通过 4 个跳跃连接层中的维度聚合,其次计算查询的转置与所有键的点积,再分别除以 $\sqrt{d_\Sigma}$,最后应用 softmax 函数来获得值的权重。

实验使用 4 个头,并采用 $k = \frac{HW}{16^2}$ 作为有限长度。由于每个特征映射的大小均减小,故总计算复杂度近似于 $O(k^2 d)$,而且远小于 $O(n^2 d)$。

彩图 4-10

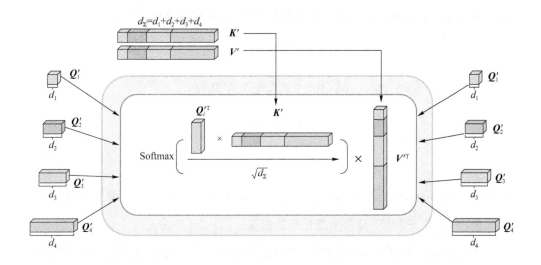

图 4-10 高效的多头交叉注意力(Efficient Multihead Cross-Attention)

为了区分所提模型与传统的 Transformer 模型,我们对多头自注意力的每个输出执行卷积,同时采用批量归一化和 ReLU 激活函数来实现信息互补。应用卷积计算和残差结构的输出如下:

$$E_i = X_i + \text{ECA}_i + \text{Conv}(\text{ReLU}(\text{BN}(X_i + \text{ECA}_i))) \quad (4\text{-}18)$$

我们将式(4-18)中的操作重复 4 次,以生成 Transformer 的输出。最后,使用 1×1 卷积的上采样来重建 4 个输出 E_1、E_2、E_3 和 E_4,并将它们分别与解码器特征 D_1、D_2、D_3 和 D_4 拼接。

3. ECCA:高效的通道交叉注意力

为了解决 Transformer 和 U-Net 解码器之间的语义不一致问题,通过利用特征的通道间关系,采用了通道交叉注意力模块(Channel Cross-Attention Module)。为了有效地计算通道交叉注意力,我们首先分别压缩输入特征 $E_i \in \mathrm{R}^{C_i \times H \times W}$ 和 $D_i \in \mathrm{R}^{C_i \times H \times W}(i=1,2,3,4)$ 的空间维度。聚合空间信息通常采用平均池化和最大池化。以往研究发现最大池化可以收集独特的对象特征,以推断更精细的通道式注意力;而平均池化可以有效地学习目标对象的特征范围。因此,本节通过实验以并行或顺序的方式利用这两种方法获得最佳结果，计算过程描述如下：

$$M_i(\boldsymbol{E}_i) = \sigma(\mathrm{AvgPool}(\boldsymbol{E}_i)) \qquad (4-19)$$

$$M_i(\boldsymbol{D}_i) = \sigma(\mathrm{AvgPool}(\boldsymbol{D}_i)) \qquad (4-20)$$

$$\boldsymbol{N}_i = \boldsymbol{L}_1 \cdot M_i(\boldsymbol{E}_i) + \boldsymbol{L}_2 \cdot M_i(\boldsymbol{D}_i) \qquad (4-21)$$

$$\boldsymbol{E}'_i = \sigma(\boldsymbol{N}_i) \cdot \boldsymbol{E}_i \qquad (4-22)$$

其中，σ 表示 sigmoid 函数，$M_i(\boldsymbol{E}_i) \in \mathrm{R}^{c_i \times 1 \times 1}$，$M_i(\boldsymbol{D}_i) \in \mathrm{R}^{c_i \times 1 \times 1}$。需要注意的是 $\boldsymbol{L}_1 \in \mathrm{R}^{c_i \times c_i}$ 和 $\boldsymbol{L}_2 \in \mathrm{R}^{c_i \times c_i}$ 是两个线性层的权重。

通过这些计算，我们可以得到两条不同的空间上下文信息，然后使用元素求和合并这些特征，通过单线性层和 sigmoid 函数构建通道注意力图。

4.3.2 实验和结果

1. 数据集

为了评估 TCU-Net 的有效性和优越性，我们在视网膜实例分割数据集（ROSE）上进行了广泛的实验。ROSE 数据集是第一个用于血管分割任务的公开数据集，由两个来自不同设备获得的子集（ROSE-1 和 ROSE-2）组成。具体来说，ROSE-1 中有 117 张分辨率为 304×304 像素的 OCTA 图像，而 ROSE-2 中有 112 张分辨率为 512×512 像素的 OCTA 图像。ROSE-1 可分为 3 种 OCTA 图像，既有中心线级标注，也有像素级标注，即 SVC、DVC 和 SVC+DVC。ROSE-2 仅提供具有中心线级标注的 SVC 图像。

2. 实验参数

实验在 NVIDIA TITAN GPU 上进行训练并使用 PyTorch 实现本节所提算法。我们根据经验将 ROSE-1 设置为 50 个 epoch，将 ROSE-2 设置为 300 个

epoch，采用随机搜索策略寻找最优超参数，并在不断迭代训练后确定模型的最佳组合。我们将学习率设置为 0.000 6 并使用 Adam 优化器进行自适应调整，batch size 设置为 2，权重衰减设置为 0.000 1。ROSE-1 中的每种图像均由 30 个训练图像和 9 个测试图像组成，而 ROSE-2 中的每种图像均由 90 个训练图像和剩余的 22 个测试图像组成。只有在训练时，才会进行 $-10°\sim 10°$ 的随机旋转用作数据增强。为了使训练过程稳定且能得到较好的结果，我们采用 poly 学习率衰减策略，poly power 设置为 0.9，使用二进制交叉熵损失以端到端的方式训练 TCU-Net。为了简化训练过程，我们使用地面真实值，而不是 ROSE-1 的中心线级标注和像素级标注。

3. 评价指标

给定预测的分割结果及其相应的真值后，我们可以计算得到 TP、FN、TN、FP。其中：真阳性(TP)表示正确分割的血管像素，而错误分类为非血管像素的血管像素表示为假阴性(FN)；同样，真阴性(TN)表示正确分割的非血管像素，而被错误分类为血管像素的非血管像素表示为假阳性(FP)。

评估指标如下：

① ROC 曲线下面积(AUC)；

② SEN(Sensitivity)＝TP/(TP＋FN)；

③ Specificity＝TN/(TN＋FP)；

④ ACC(Accuracy)＝(TP＋TN)/(TP＋TN＋FP＋FN)；

⑤ Kappa score＝(Accuracy－pe)/(1－pe)；

⑥ pe＝((TP＋FN)(TP＋FP)＋(TN＋FP)(TN＋FN))/(TP＋TN＋FP＋FN)^2；

⑦ FDR(False Discovery Rate)＝FP/(FP＋TP)；

⑧ G-mean score＝Sensitivity×Specificity；

⑨ Dice(Dice coefficient)＝2×TP/(FP＋FN＋2×TP)。

4. 性能比较与分析

为了全面证明本节所提出方法的优越性,我们将其与其他分割方法进行比较,共采用 5 种基于 CNN 的深度学习方法(U-Net、ResU-Net、CE-Net、CS-Net 和 OCTA-Net)以及两种基于 Transformer 的深度学习网络 TransFuse 和 TransUnet 与本节所提方法进行比较。这些方法在各种指标上的数值结果如表 4-3~表 4-6 所示,网络模型的血管分割能力可以通过预测图和真值图的比较来观察,如图 4-11 所示。图 4-11(a)~图 4-11(f)分别是原始图像,地面真实图像,采用 TransFuse、TransUnet、OCTA-Net 和本节所提方法(TCU-Net)获得的面部血管造影(原始图像)的血管分割结果。

彩图 4-11

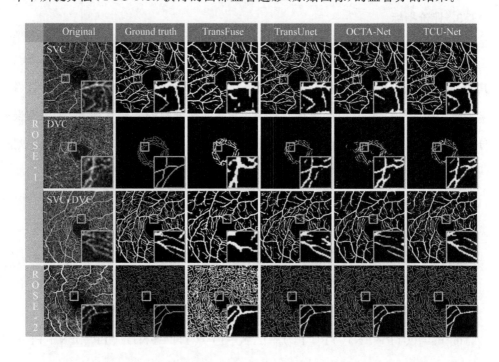

图 4-11　ROSE-1 和 ROSE-2 在不同层采用不同方法的血管分割结果

图 4-11 比较了 3 种血管分割方法的结果图像,包括两种基于 Transformer 的医学图像分割网络。从图 4-11 中可以看出,两个 Transformer 网络在其预测图中有几个血管断点。除 TCU-Net 外,OCTA-Net 的性能优于其他两个网络,但由于

卷积限制，它在捕获薄血管方面的性能较弱。相比之下，TCU-Net 在不单独训练粗血管和细血管的情况下识别出了更完整的血管，并对毛细血管进行了更准确和细粒度的分割。ROSE-1 中 SVC 和 DVC 血管分割结果表明，TCU-Net 在截断点最小的整体血管方面与真值图非常一致，结果优于其他 3 个网络的分割结果，特别是在精细毛细血管上的分割结果最优。类似结果也在 ROSE-2 数据集中得到了证明。

（1）ROSE-1 中 SVC 数据集的结果

首先根据上述评估指标，我们对 SVC 数据集上提出的方法与各种 SOTA 方法的性能进行了评估。如表 4-3 中的实验结果所示，TCU-Net 的性能远远优于基于 CNN 的 SOTA 方法，所有评估的指标都展现了最佳性能。具体来说，与其他基于 Transformer 的方法相比，TCU-Net 在大多数血管上也表现出了卓越的学习能力。本节所提方法的性能与分割结果一致，表明粗血管和细血管都具有很强的连通性和完整性。

表 4-3 ROSE-1（SVC）数据集上的定量结果

方法	AUC/%	ACC/%	G-Mean/%	Kappa/%	Dice/%	FDR/%
U-Net	94.10±0.13	91.35±0.18	82.52±0.48	72.02±0.20	77.48±0.32	21.55±1.62
ResU-Net	94.57±0.09	91.73±0.12	84.26±0.59	72.97±0.32	77.05±0.30	19.88±1.58
CE-Net	94.90±0.07	91.63±0.19	84.08±0.49	71.71±0.34	76.81±0.24	19.57±1.61
CS-Net	95.07±0.05	92.29±0.07	83.41±0.53	73.16±0.22	77.78±0.23	14.60±1.14
OCTA Net	94.83±0.12	92.09±0.34	82.57±1.54	72.24±0.64	76.93±0.59	14.17±3.23
TranFuse	92.50±0.98	90.63±0.50	83.09±0.60	66.24±0.28	72.64±0.36	28.19±3.20
TransUnet	94.50±0.11	92.21±0.10	82.79±0.48	72.18±0.28	76.76±0.26	12.34±1.20
本节所提方法	**95.12±0.05**	**92.30±0.06**	**84.73±0.85**	**73.29±0.31**	**77.91±0.37**	**12.25±2.11**

注：评估指标基于重复实验中计算的平均值±标准值，粗体值表示在当前实验条件下获得的最佳结果。

（2）ROSE-1 中 DVC 数据集的结果

对于 DVC 图像，其真实值仅包含中等精细血管。本节所提方法在细血管分割中同样显示了最佳性能,所有客观指标都高于最新方法,如表 4-4 所示。特别是与 OCTA-Net 相比,本节所提方法的 AUC 平均值高达 98.23%,提高了 1.41%,FDR 降低了约 17.73%。这一结果表明,与其他方法相比,TCU-Net 对毛细血管更敏感。

表 4-4 ROSE-1(DVC)数据集上的定量结果

方法	AUC/%	ACC/%	G-Mean/%	Kappa/%	Dice/%	FDR/%
U-Net	95.33±0.33	96.90±1.23	84.87±2.38	59.80±3.70	60.70±3.30	51.96±4.20
ResU-Net	96.65±0.29	98.86±0.12	89.76±2.59	65.55±4.32	61.12±3.30	39.16±4.58
CE-Net	96.37±0.39	98.08±0.32	90.15±2.72	64.30±4.86	63.21±3.18	51.81±4.86
CS-Net	96.65±0.31	98.20±1.09	89.30±2.93	66.09±4.26	66.18±3.05	46.86±4.17
OCTA Net	96.82±0.56	98.29±0.75	90.12±2.63	64.07±2.82	64.82±2.64	46.71±3.45
TranFuse	94.95±0.50	98.55±1.27	85.89±2.83	60.16±3.88	60.86±3.16	46.55±3.14
TransUnet	96.69±0.05	99.01±0.27	87.77±2.60	68.96±4.95	67.39±3.26	33.21±3.20
本节所提方法	98.23±0.13	99.12±0.20	90.23±2.17	69.39±2.96	69.87±2.16	28.98±3.11

(3) ROSE-1 中 SVC+DVC 数据集的结果

该数据集的每张图像都包含 SVC 和 DVC 血管图。经过多次重复 U-Net 及其变体的实验结果如表 4-5 所示,证明 TCU-Net 达到了最优的性能。具体而言,与 CS-Net 相比,TCU-Net 在 AUC、ACC 和 Kappa 三个指标上分别提高了 0.21%、0.3% 和 0.68%,FDR 降低了 2.22%。

表 4-5 ROSE-1(SVC+DVC)数据集上的定量结果

方法	AUC/%	ACC/%	G-Mean/%	Kappa/%	Dice/%	FDR/%
U-Net	90.17±0.96	89.30±0.30	77.58±0.98	63.61±0.12	69.77±0.23	24.37±1.17
ResU-Net	91.14±0.61	89.82±0.38	77.84±0.25	64.10±0.25	70.12±0.54	20.66±3.52
CE-Net	90.21±0.04	89.63±0.24	77.45±0.91	63.44±0.24	69.58±0.27	21.08±2.62
CS-Net	91.49±0.02	90.16±0.06	77.47±0.89	64.77±0.44	70.52±0.52	17.89±1.59

续表

方法	AUC/%	ACC/%	G-Mean/%	Kappa/%	Dice/%	FDR/%
OCTA Net	91.44±0.05	90.12±0.15	76.84±0.99	64.31±0.35	70.02±0.47	47.14±2.43
TranFuse	89.86±0.51	89.54±0.26	76.51±0.84	63.92±0.78	68.96±0.36	27.30±3.51
TransUnet	91.05±0.05	90.15±0.27	77.22±0.60	64.56±0.45	70.83±0.67	16.93±3.20
本节所提方法	91.70±0.06	90.42±0.16	77.98±1.10	64.87±0.38	71.20±0.50	15.67±2.56

(4) ROSE-2 数据集的结果

ROSE-2 和 ROSE-1 的区别在于,ROSE-2 具有 512×512 的高像素尺寸。由于图像的像素数很高,故与 R0SE-1 相比,该数据集上的训练收敛速度较慢。因此,该数据集需要在 TCU-Net 网络上训练 300 个 epoch 才能获得最佳值。如表 4-6 所示,TCU-Net 在 AUC、ACC、G-mean 和 Kappa 方面分别取得了最佳结果。这一结果表明,TCU-Net 网络在引入自注意力机制的情况下同样适用于高像素眼底图像分割。

表 4-6 ROSE-2 数据集上的定量结果

方法	AUC/%	ACC/%	G-Mean/%	Kappa/%	Dice/%	FDR/%
U-Net	85.03±0.57	94.16±0.19	79.39±1.26	64.11±0.50	67.33±0.56	28.65±1.90
ResU-Net	86.08±0.61	94.26±0.88	80.12±0.25	65.56±0.25	68.75±0.54	27.53±1.52
CE-Net	85.13±0.06	94.03±0.05	80.70±0.29	65.71±0.1	69.04±0/19	27.76±0.58
CS-Net	85.98±0.06	94.39±0.20	78.20±1.56	63.96±0.61	67.02±0.74	21.64±2.02
OCTA Net	86.05±0.04	94.44±0.15	78.91±0.74	64.92±0.14	67.96±0.16	26.04±0.14
TranFuse	84.01±0.49	89.83±0.26	79.94±1.24	60.16±0.68	66.03±0.84	38.96±2.84
TransUnet	85.78±0.05	94.24±0.27	79.91±0.60	63.97±0.95	68.14±0.26	27.77±1.20
本节所提方法	86.23±0.05	94.54±0.24	81.26±0.62	64.97±0.21	68.40±0.28	25.26±1.24

从表 4-5 和表 4-7 可以看出,TCU-Net 不仅优于两种 Transformer 框架,而且

可以有效地降低原始 Transformer 模型的计算复杂度和模型的参数量。

表 4-7 上述方法和 FLOPs 的运算参数量比较

方法	Param/MB	FLOPs/GB
U-Net	34.5	184.6
ResU-Net	12.0	22.1
CE-Net	29.0	25.7
CS-Net	33.6	157.2
OCTA-Net	217.7	345.0
TranFuse	300.16	420.6
TransUnet	334.18	483.4
本节所提方法	14.1	80.6

4. 消融研究

我们进行消融实验以评估本节所提方法的有效性。通过选择不同的注意力组合方案进行实验,评估本节所提出的分支设计的有效性。记录已使用的 ROSE 数据集和实验结果。

(1) 本节所提模块的消融

为了对 ECT 模块和 ECCA 模块进行全面评估,将其每个组件都添加到 U-Net 中,并将每个组件分别应用于 SVC、DVC、SVC+DVC 和 ROSE-2 数据集的原始方案,性能结果如表 4-8~表 4-11 所示。ECT 模块和 ECCA 模块在所有数据集上的性能均有所提升。具体来说,高效的交叉融合变换器模块成功地融合了多尺度特征,从而显著提高了性能并防止了编码器的信息丢失。此外,ECCA 模块通过与解码器特征建立有效连接来提高性能,从而减少歧义。值得注意的是,这两种类型的注意力都是至关重要的,因为"基准+ECT+ECCA"方法在所有指标上都达到了最佳值,从而提高了视网膜血管分割的性能。

表 4-8　ROSE-1（SVC）数据集上的消融实验

方法	AUC/%	ACC/%	G-Mean/%	Kappa/%	Dice/%	FDR/%
Baseline(U-Net)	94.10	91.38	82.52	72.02	77.48	21.55
Baseline+ECT	95.10	92.38	84.21	73.77	78.35	15.37
Baseline+ECCA	95.01	92.36	83.23	73.25	77.79	13.91
Baseline+ECT+ECCA	**95.11**	**92.39**	**84.73**	**73.78**	**78.45**	**12.25**

表 4-9　ROSE-1（DVC）数据集上的消融实验

方法	AUC/%	ACC/%	G-Mean/%	Kappa/%	Dice/%	FDR/%
Baseline(U-Net)	95.33	96.90	84.87	59.80	60.70	51.96
Baseline+ECT	98.29	99.02	**91.84**	64.83	65.44	43.61
Baseline+ECCA	98.00	98.63	90.37	69.93	70.41	36.67
Baseline+ECT+ECCA	**98.40**	**99.18**	90.03	**71.40**	**71.80**	**26.51**

表 4-10　ROSE-1（SVC+DVC）数据集上的消融实验

方法	AUC/%	ACC/%	G-Mean/%	Kappa/%	Dice/%	FDR/%
Baseline(U-Net)	90.17	89.30	77.58	63.61	69.77	24.37
Baseline+ECT	91.39	90.16	78.15	65.17	70.97	18.93
Baseline+ECCA	91.60	90.19	77.61	64.91	70.64	17.97
Baseline+ECT+ECCA	**91.76**	**90.31**	**79.21**	**65.52**	**71.46**	**17.34**

表 4-11　ROSE-2 数据集上的消融实验

方法	AUC/%	ACC/%	G-Mean/%	Kappa/%	Dice/%	FDR/%
Baseline(U-Net)	85.03	94.16	79.39	64.11	67.33	28.65
Baseline+ECT	86.20	94.38	79.09	64.72	67.78	26.65
Baseline+ECCA	86.19	94.21	78.93	64.93	67.99	28.29
Baseline+ECT+ECCA	**86.29**	**94.43**	**80.10**	**64.97**	**68.15**	**26.51**

（2）有效自注意力机制映射及缩小尺寸的消融

图 4-12 和图 4-13 显示了当特征图的尺寸 H 和 W 减小到原始尺寸的 1/16、1/8 和 1/4 时，Dice 得分的比较。其中，插值下采样略优于使用最大池化，最佳结果是将 ROSE-1 和 ROSE-2 数据集的大小分别减小到 1/4 和 1/16。此外，对模型大小和操作浮点数的比较如表 4-7 所示，与其他 Transformer 模型相比，本节所提出的模型大大减少了参数数量，同时性能也得到了显著提高。综合结果表明本节所提出的模型在血管分割方面显示出较大优越性。

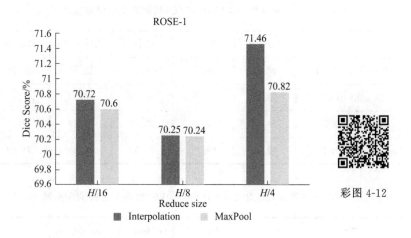

图 4-12　ROSE-1 数据集的大小缩减和有效自注意力映射的影响

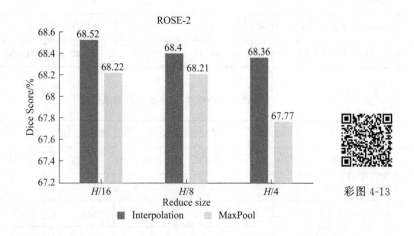

图 4-13　ROSE-2 数据集的大小缩减和有效自注意力映射的影响

4.3.3 结论

本节提出了一种将 Transformer 和 U-Net 结合起来进行视网膜血管分割的新策略。为了增强有效的血管信息，该策略采用将 ECT 模块特征与解码器特征融合相融合的 ECCA 模块。该策略在没有预训练的情况下，比其他基于 Transformer 的模型具有更低的内存占用和计算复杂度。然而，需要强调的是，由于真实图像中如照明、拍摄角度和病变区域等存在的潜在变化，医疗专业人员应仔细评估 TCU-Net 的临床应用。TCU-Net 架构虽然在 SVC 和 DVC 数据集上实现了 ROSE-1 和 ROSE-2 的最优性能，但需要进一步的研究来解决实践中的潜在偏差。未来的研究可以进一步探索和改进此方法，促进该模型在临床应用中的广泛使用。

第 5 章　眼底图像分类技术

5.1　图像分类技术概述

图像分类技术是计算机视觉领域中的一个核心任务,它旨在将图像或图像中的特定区域归入预定义的类别或标签中,是根据图像中的物体形状或场景特征来区分不同类别图像的技术。通过对图像的特征进行提取,并将这些特征与预先训练好的模型进行比较,从而判断图像所属的类别。

图像分类过程包括多个关键步骤。首先,数据收集与预处理是图像分类的基石,它要求收集大量带有明确标签的图像数据,并通过缩放、裁剪、归一化等预处理手段,将图像转化为适合模型训练的标准格式。接下来是特征提取,传统方法依赖于人工设计的特征,如颜色、纹理、形状等,而现代深度学习技术,特别是卷积神经网络(CNN),能够自动从图像中学习并提取高层次的抽象特征,极大地提高了分类的准确性和效率。在模型训练阶段,我们利用预处理后的数据和提取的特征,通过优化算法不断调整模型参数,使模型能够准确地将输入图像映射到相应的类别标签。最后还需要进行模型的评估与应用。通过评估模型在独立测试集上的表现,可以验证其泛化能力和准确性。一旦模型通过评估,即可被部署到各种应用场景中,如自动驾驶、医学影像分析、安全监控等,实现图像分类技术的真正价值。

图像分类时,按照图像的特性可分为多种类型,如按图像的动态特性可分为静态图像和动态图像,按图像的色彩可简单分为灰度图和彩色图像,按图像的维数可分为二维图像、三维图像和多维图像,按图像的表示方法可分为矢量图像和位图图像,等等。图像分类过程中,我们可以根据不同的需求和标准进行分类,从而提高图像处理的效率和准确性。

图像分类技术根据分类方法的不同,可以划分为有监督分类与无监督分类两大阵营,前者依赖于标注数据进行模型训练,后者则通过聚类等方法自动发现图像间的相似性。进一步地,特征提取方式的不同也孕育了人工特征提取与自动特征提取两大流派,前者依靠人工设计的特征提取器,后者则借助深度学习等自动学习方法从图像中自动学习特征。此外,随着应用场景的多样化,图像分类技术也在不断进化,从通用图像分类到特定领域图像分类,每一类技术都在为解决实际问题提供有力支持。

1. 按分类方法分类

(1) 监督分类

监督分类基于所建立的决策边界来传递结果,决策边界主要依赖于训练模型时所提供的输入和输出。监督分类需要事先对图像进行标注,并利用这些标注数据进行模型训练。常见的监督分类包括平行六面体法、最小距离分类器、最大似然法等。

(2) 无监督分类

无监督分类不需要事先对图像进行标注,而是通过聚类等方法将相似的图像归为同一类别。无监督分类主要处理未标记的数据,通过数据的内在结构和关系进行自动分类和聚类。

2. 按特征提取方式分类

(1) 人工特征提取

人工特征提取依赖于人工设计的特征提取器,从图像中提取颜色、纹理、形状等特征。人工特征提取包括选择特征描述符、提取特征、特征向量归一化、特征选择多个步骤。其优点是可解释性强,可以根据实际需求选择合适的特征描述符;但同时也会耗费大量的时间，更换数据集时需要重新设计特征描述符以适应不同的数据集。常见的人工特征提取方法有尺度不变特征变换(SIFT)、方向梯度直方图(HOG)、加速稳健特征(SURF)等。

(2) 自动特征提取

自动特征提取利用深度学习等方法，从图像中自动学习并提取特征，这些特征信息能够辅助计算机进行后续的学习和泛化步骤，提高算法的性能和准确性。自动特征提取省去了人工选择特征描述符的过程，可以从原始图像中直接学习到高层次、抽象且具有辨别力的特征。常见的自动特征提取方法有卷积神经网络(CNN)等。

3. 按模型类型分类

(1) 传统机器学习模型

传统机器学习模型仍需要人工设计的特征提取器，并结合分类器进行图像分类。包括支持向量机(SVM)、决策树、随机森林、K近邻(KNN)等方法。

(2) 深度学习模型

深度学习模型能够自动从图像中学习特征，并通过多层网络结构进行复杂的特征表示和分类。包括卷积神经网络(CNN)、循环神经网络(RNN)、生成对抗网络(GAN)等。

5.2 通过关系学习和知识提炼识别长尾多标签视网膜疾病

在过去的几十年里，眼部疾病已成为失明的主要原因之一。及时检测和治疗眼部疾病具有重要意义。然而，在现实世界中，一名患者可能患有多种视网膜疾病，这些疾病遵循长尾分布。如图 5-1 所示，整个数据集呈现长尾分布，图像可能包含多个标签，多种症状的

彩图 5-1

共存使得准确诊断变得困难。

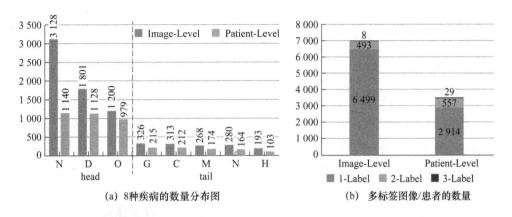

(a) 8种疾病的数量分布图

(b) 多标签图像/患者的数量

图 5-1　ODIR-5K 数据集的统计结果

目前在计算机辅助视网膜疾病识别方面已经有大量的相关研究,其中大多数集中在特定疾病上,例如,糖尿病视网膜病变(Diabetic Retinopathy,DR)。然而,长尾分布下的多标签视网膜疾病诊断仍然是一个巨大的挑战。一些研究人员主要关注多标签分类,而没有充分考虑长尾分布的标签状态。本节提出了一种利用疾病之间的关系进行长尾多标签视网膜疾病分类的框架。该框架主要从3个方面考虑其相关性:首先,病变分割可能有助于视网膜疾病诊断,因此,该框架同时执行两个并行分支的下游任务来预训练网络骨干;其次,该框架将原始长尾数据集自动划分为几个关系子集,并在其上训练教师模型;最后,该框架引入了一种改进的空间注意力机制来探索病理区域的相关性。基于上述3个方面,我们将教师模型的知识转化为统一的学生模型,并采用类平衡蒸馏损失。

5.2.1　方法实现

1. 网络框架

如图 5-2 所示,网络框架包含两个阶段,即多任务预训练和多标签微调。在多任务预训练阶段,我们将 DR 病变分割和 DR 严重程度分级作为下游任务,分别设计两个分支。这两个并行分支共享相同的底层网络,后面是另一个子网络,即两个子网络分别为用于分割的子网络-S 和用于分级的子网络-C。我们使用 ResNet-50 作为底层网络,并使用 U-Net 进行分段,而分类网络是一个全连接(FC)层。

图 5-2 的虚线之上是多任务预训练模型,子网络-S 用于病变分割,子网络-C 用于严重程度分级。图 5-2 的虚线之下是视网膜疾病识别的目标模型。教师模型和学生模型使用预先训练的权重进行初始化。

彩图 5-2

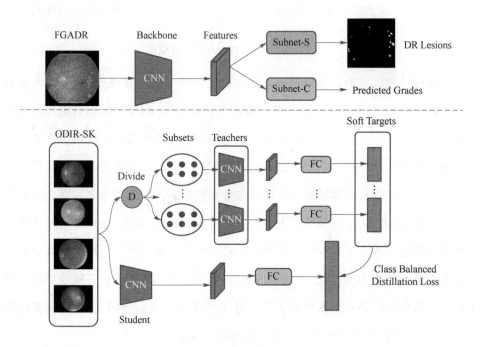

图 5-2 网络框架的流程图

在微调阶段,长尾多标签分类丢弃子网络-S,而是使用预训练阶段获得的权重初始化网络。首先,我们将原始数据集划分为关系子集,并在每个子集上训练单独的教师模型;然后,使用提出的类平衡知识蒸馏损失将教师模型的知识转移到学生模型。

2. 多任务预训练

预训练任务包括 DR 病变分割和 DR 严重程度分级。首先,监督学习的预训练任务需要大量的标记数据。由于 DR 是最常见的视网膜疾病,因此,基于该疾病进行研究我们可以获得足够的高质量标注的公共数据集,如 FGADR。其次,许多眼部疾病都与高血糖有关,包括干眼症、青光眼、白内障。而高血糖是 DR 的主要原因,所以 DR 数据集上的预训练网络也将有助于识别这些疾病。最后,多任务预训练可以利用多个任务之间的相关性来产生合适的骨干网络。当使用预训练的权重初始化模型时,先验知识将从 DR 转移到多标签视网膜疾病识别。

3. 基于区域的注意力

虽然像 CBAM 这样的注意力机制可以大大提高性能,然而感兴趣区域的定位能力是由全局平均池化或最大池化操作实现的,该操作不可训练,故其可能无法定位一些有价值的区域,因此,我们可将卷积层与非参数池化层相结合进行训练。具体来说,对于输入特征 F,使用池化层和 1×1 卷积层来获得特征的全局表示,然后将它们输入具有 sigmoid 激活的卷积层中以计算权重图。最后,将输入特征与权重图相乘。基于区域的注意力权重计算如下:

$$M_s(F)=\sigma(f^{7\times 7}([\text{AvgPool}(F),f^{1\times 1}(F),\text{MaxPool}(F)]) \tag{5-1}$$

其中,σ 表示 sigmoid 函数,$f^{7\times 7}$ 和 $f^{1\times 1}$ 表示滤波器大小为 7×7、1×1 的卷积运算,AvgPool 和 MaxPool 分别表示通道上的平均池化运算和最大池化运算。

4. 关系子集生成

眼部疾病之间存在很强的相关性,许多疾病具有相似的语义特征。例如,DR 和高血压都会导致视网膜血管异常。本节提出了一种自动将具有相似语义的疾病分组到同一个子集中的算法,然后我们在每个子集上训练教师模型,以便学习其共有的和特有的特征。具体步骤为使用在 ImageNet 上预训练的 ResNet-50 作为特征提取器进行主成分分析(PCA),将每个类别的特征映射到共享空间;然后采用 K-Means 算法对每个样本进行聚类,并将疾病划分为子集。标签 N(正常)表示不包含任何疾病,标签 O(其他)表示包含多种疾病,将 N 和 O 归为一个子集。最后 3 个子集分别为{D,AMD,H,M}、{G,C}、{N,O}。

在关系子集上训练教师模型时,标签共现和类不平衡问题都可以得到缓解。例如,对于具有标签 $y_1=1$ 和 $y_2=1$ 的视网膜图像 x,如果 y_1 和 y_2 被划分为两个不同的子集,则 x 不再是多标签图像。此外,每个子集的类不平衡率(定义为最大和最小类数之比:$\rho = \frac{N_{\max}}{N_{\min}}$)小于或等于原始的长尾数据集。

5. 知识蒸馏(Knowledge Distillation)

在获得所有教师模型后,可以将它们蒸馏成一个统一的学生模型。具体而言,对于第 i 个图像 x,设 z_i 和 $\hat{z}_i$ 是教师模型和学生模型的输出 logits,则软目标 q_i 和 $\hat{q}_i$ 的计算方式如下:

$$q_i = \frac{\exp(z_i/T)}{\Sigma\exp(z_i/T)}, \hat{q}_i = \frac{\exp(\hat{z}_i/T)}{\Sigma\exp(\hat{z}_i/T)} \quad (5-2)$$

其中,T 为蒸馏温度,本节将其设置为 5。x_i 的蒸馏损失为

$$L_{KD_i} = KL(\hat{q}_i \| q_i) = \hat{q}_i \log \frac{\hat{q}_i}{q_i} \quad (5-3)$$

接着我们需要将 L_{KD_i} 整合到一个统一的损失中。最简单的方法是将它们直接相加,但这可能会导致标签共现问题。对于标签 $y_1=1$ 和 $y_2=1$ 的多标签图像 x,如果 y_1 和 y_2 被划分为两个不同的子集,则 x 将被采样两次,以训练两个不同的教师模型。由于大多数多标签图像属于 head 类别,因此,head 类别将被过度采样,进

一步加剧类别不平衡问题。为了解决这个问题,本节定义了一种类平衡蒸馏损失,对于没有标签共现的类平衡采样策略,我们给所有类都分配相等的采样概率 $p = \frac{1}{C}$,其中,C 是类的数量。对于第 j 类中的每个样本,它们具有相同的概率 $p_j = \frac{1}{N_j}$。其中,N_j 是第 j 类样本的数量。因此,属于第 j 类的第 i 个图像的实例采样概率为 $p_i^j = \frac{1}{C} \frac{1}{N_j}$。而多标签样本的实例采样概率变为它包含的每个正类 j 的总和,即 $p_i^A = \frac{1}{C} \sum_{j=0}^{C} \frac{1}{N_j} \mid x_i \in \text{class}_j$。然后,我们为每个样本定义一个类平衡权重为 $w_i^j = \frac{p_i^j}{p_i^A}$,类平衡蒸馏损失如下:

$$L_{\text{KD}} = \sum_j^C \sum_i^{N_i} \text{KL}(\hat{q}_i^j \parallel q_i^j) \cdot w_i^j = \sum_j^C \sum_i^{N_i} \hat{q}_i^j \log \frac{\hat{q}_i^j}{q_i^j} \cdot w_i^j \qquad (5\text{-}4)$$

5.2.2 实验和结果

1. 数据集和评估指标

FGADR 是一个细粒度的带标注的 DR 数据集,包含 1 842 张图像,其中包含像素级病变标签和图像级分级标签。将像素级标签转换为图像级标签时,如果某个类别的真实掩模有带标注的斑点,则相应的图像级标签标记为正,否则标记为负。ODIR-5K 由带有患者标签和图像级诊断关键字的 7 000 张图像组成。眼部疾病包括正常(N)、糖尿病(D)、青光眼(G)、白内障(C)、年龄相关性黄斑变性(AMD)、高血压(H)、近视(M)和其他疾病(O)。重新标注 ODIR-5K 以根据图像级诊断关键字获得图像级注释。使用 Cohen 的 kappa 系数、F_1 评分和曲线下面积(AUC)作为评估多标签视网膜疾病识别的指标。

2. 实验参数

实验在 4 块 RTX 3090 GPU 上进行训练并使用 PyTorch 实现本节所提算法。输入的彩色眼底图像大小为 512×512,并随机裁剪 448×448 个小块进行训练。测试时,我们使用 448×448 个小块的中心裁剪。我们采用 Adam 优化器,初始学习率为 0.001,$\beta_1=0.9$,$\beta_2=0.99$,小批量大小设置为 64。此外,我们将所有样本随机分出 80% 用于训练,20% 用于测试。所有实验都进行 5 倍交叉验证,以产生更可靠的结果。

3. 性能比较与分析

将 ODIR-5K 数据集的结果与其他方法进行比较。比较的方法包括如 CCT-Net、SCFKD 等多标签视网膜疾病的最先进方法,以及考虑长尾分类的其他算法,如实例平衡采样(Instance-Balanced Sampling)、类平衡采样(Class-Balanced Sampling)、Focal Loss、RSKD 和分布平衡损失(DistributionBalanced Loss)。

与 RSKD 比较时,由于无法进行人工子集划分,故只能重新实施多重加权知识蒸馏策略。为了与 CCT-Net 进行公平比较,我们还按照 CCT-Net 中的设置,将 Dense-121 作为骨干网络训练,以进一步进行对比。

从表 5-1 可以看出,当使用 ResNet-50 作为骨干时,本节所提方法达到了最佳性能。具体来说,与实例平衡采样(IB Sampling)相比,采用改进后的分布平衡损失,其值急剧上升。当以 DenseNet-121 为骨干时,本节所提方法性能得到了极大的提高,甚至达到了与 CCT-Net 相当的性能。ResNet-50 和 DenseNet-121 之间存在巨大差距的原因在于 DenseNet 的密集连接更适合将 DR 的先验知识与其他疾病相联系。更重要的是,本节所提方法可以很容易地与解决长尾分类的其他方法集成,以进一步提高性能。如表 5-1 所示,当其与 Focal Loss 相结合时,性能得到了进一步提升。

表 5-1 ODIR-5K 上的长尾多标签视网膜疾病分类结果

骨干	方法	Kappa	F_1	AUC
ResNet-50	SCFKD	0.635±0.009	0.911±0.007	0.927±0.014
	IB Sampling	0.553±0.010	0.974±0.009	0.887±0.012
	CB Sampling	0.601±0.013	0.886±0.011	0.920±0.015
	Focal Loss	0.625±0.011	0.895±0.009	0.930±0.012
	RSKD	0.660±0.014	0.920±0.013	0.935±0.014
	DB Loss	0.673±0.008	0.930±0.007	0.940±0.009
	本节所提方法	**0.712±0.011**	**0.935±0.013**	**0.944±0.012**
DenseNet-121	CCT-Net	0.749±0.007	0.952±0.011	0.960±0.013
	本节所提方法	0.744±0.010	0.960±0.013	0.964±0.010
	本节所提方法＋Focal Loss	**0.767±0.012**	**0.965±0.008**	**0.970±0.014**

4. 消融实验

消融实验是为研究每个组件对于整体性能的影响的实验,如表 5-2 所示。本节所提方法主要受益于多任务预训练和关系子集自动划分,而基于区域的注意力模块则略微提高了性能。多任务预训练将 DR 相关的先验知识转移到多标签疾病识别中,同时,关系子集划分有助于减少标签共现和类不平衡问题。当这 3 个组件组合时,本节所提方法在多标签视网膜疾病识别方面取得了最佳性能。此外,当采用 CBAM 注意力机制时,网络性能有所下降,这也表明基于区域注意力机制(Region-Based Attention)的优越性。

表 5-2 ODIR-5K 消融实验的结果

方法	Kappa	F_1	AUC
ResNet-50	0.553±0.010	0.974±0.009	0.887±0.012
ResNet-50＋attentions	0.579±0.012	0.890±0.011	0.915±0.010

续表

方法	Kappa	F_1	AUC
ResNet-50+pre-training	0.650±0.014	0.922±0.013	0.923±0.012
ResNet-50+subsets	0.652±0.011	0.915±0.015	0.920±0.015
ResNet-50+CBAM+others	0.697±0.013	0.930±0.015	0.935±0.017
ResNet-50+all	**0.712±0.011**	**0.935±0.013**	**0.944±0.012**

我们使用 Grad CAM 在 ODIR-5K 数据集上对结果进行可视化,以进行进一步分析。Grad CAM 计算特定类别的梯度,以判断每一层中空间位置的重要性,使用 Grad CAM 可以从输出热图中清楚地看到所关注的区域。

从图 5-3 所示的热图中我们可以观察到该模型更关注图像中的病变。例如,图 5-3(a)是 DR 图像,模型可以正确检测到大多数病变,在图 5-3(b)的 AMD 图像也能够观察黄斑病变。对于图 5-3(c)所示的斑点膜变化(分类为其他疾病),模型能检测到散布的小点。当以图 5-3(d)的正常眼底图像作为输入时,模型会关注整个图像以进行准确的预测。

彩图 5-3

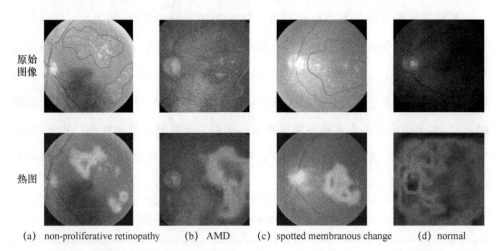

图 5-3　4 种典型疾病的类激活图(Class Activation Mapping,CAM)

5.2.3 结论

本节提出了一种在长尾数据集上识别多标签视网膜疾病的新框架。从多任务关系、病理特征关系和病变区域关系 3 个主要方面充分利用医学先验知识进行分类。首先,我们将分割和分类融合到一个统一的网络中,对骨干网络进行预训练;其次,在自动划分的关系子集上使用基于区域的注意力机制训练教师模型,以减少标签共现和类不平衡问题;最后,将所有教师模型转换为具有类平衡蒸馏损失的学生模型。经过大量实验证明了本节所提方法的有效性和优越性。

5.3 使用重叠窗口且具有动态上下文位置偏差的局部和全局视觉变换器

卷积神经网络(CNN)已在计算机视觉领域得到广泛应用,受到 AlexNet 和 ResNet 等网络的启发,许多 CNN 被用于各种视觉任务。通常,卷积神经网络使用滑动窗口执行卷积操作,从而产生平移不变性和局部性。局部归纳偏置(Locality Inductive Bias)可能会限制 CNN 的感受野,使其难以模拟重要的长范围依赖性。尽管深层 CNN 中的池化层和卷积层可以扩大感受野,但全局上下文交互仍然不足。

受自然语言处理(NLP)中 Transformer 的启发,研究人员试图将 Transformer 应用于计算机视觉任务中,以实现特征图中的全局交互。自从视觉变换器(Vision Transformer,ViT)展现了其惊人的潜力以来,Transformer 在图像分类、目标检测和语义分割方面取得了与 CNN 相似或更好的性能。自注意力机制作为 Transformer 的关键设计,它使模型能够学习短程和远程视觉依赖关系。然而,所有特征块上的完全自注意力机制都带来了二次记忆和计算成本等问题,限制了其在许多需要像素级密集预测和高分辨率输入图像的视觉任务中的应用。

解决上述问题的一种方法是只对窗口或组进行自注意力,从而将成本降低到线性复杂度。如图 5-4 所示,大多数基于滑动窗口的方法是将输入图像划分为不重叠的窗口,并将自注意力机制的计算区域限制在固定大小的窗口。图 5-4(a)是对 Swin-Transformer 使用的非重叠窗口,其在每个局部有限窗口内执行自注意力模块。图 5-4(b)是对 LGViT 使用的重叠窗口,如果需要,其将填充特征图,并在每个局部增强窗口内执行自注意力模块。每个窗口中的特征块数量远小于整个特征图的大小,从而导致线性复杂性和局部性。在这种情况下,自注意力的感受野被限制在每个局部窗口或组中,这削弱了原始自注意力机制的性能。通过在临近窗口间交换信息以建立窗口之间的联系。然而,在初始阶段,感受野仍然局限于几个相邻的窗口,它需要像 CNN 一样堆叠块来实现更多的全局自注意。对于一些密集型的预测任务,全局语义信息至关重要,因此,更大的感受野可能会带来更好的性能。

彩图 5-4

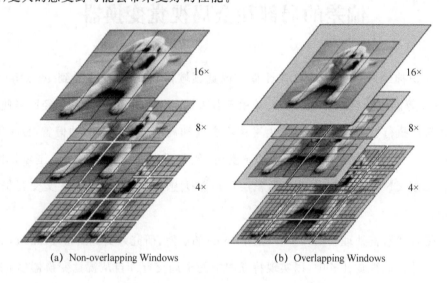

(a) Non-overlapping Windows　　　(b) Overlapping Windows

图 5-4　使用 Swin-Transformer 和 LGViT 的不同窗口分区

为了克服卷积神经网络的局部性限制并降低 Transformer 的计算成本,本节提出了一种名为 LGViT 的局部和全局视觉变换器(Local and Global Vision Transformer)。如图 5-5 所示,LGViT 采用基于窗口的自注意机制,这种自注意机制包含一个局部自注意模块(LSA),用于扩大每个窗口的感受野,以及一个全局自注意模块(GSA)，用于获取全局上下文信息。LGViT 的总体架构通过 4 个阶段提取各种视觉任务的分层特征表示。在每个阶段，内部结构由两个连续的 LGViT 块组成，LSA 和 GSA 模块旨在处理长短期依赖关系，以更好地提取上下文信息。LN 表示层归一化。对于传统的基于窗口的自注意机制，其感受野和计算成本都与窗口大小的平方成正比，而在 LSA 中采用了重叠窗口设计。具体来说，我们使用重叠窗口来扩展键和值集，同时将查询集保持在非重叠窗口中，而不是直接放大局部窗口大小。与传统的基于窗口的自注意机制相比，这种设计可以以更低的成本扩大感受野。GSA 采用类似于空洞卷积的方法，利用具有不同扩张率的多尺度空洞池化来扩展键集和值集。由于 LSA 和 GSA 的存在，故网络可以捕获整个输入特征图上的全局交互。

与之前的 ViT 一样，LGViT 也需要位置嵌入来保留输入特征块之间的空间位置信息。一种常见的位置嵌入是相对位置编码(RPE)，它独立于输入特征，只能在输入大小固定时应用。为了使 LGViT 更有效和灵活，在其中嵌入一个动态上下文位置编码模块(DCPE)，其中，编码将随着输入特征图而改变。DCPE 将两个相对坐标和当前查询作为输入来计算相应的位置编码。DCPE 模块以可忽略的开销集成到 Transformer 中，同时使位置编码适用于任意输入大小，而不是 RPE 中的固定输入大小。

LGViT 是一种通用架构，可以应用于各种视觉任务。为了验证其作用，我们在 3 个基准数据集上对 3 类视觉任务(图像分类、目标检测和语义分割)进行实验，观察结果。

LGViT 的主要工作如下：

① 提出一种基于窗口的自注意机制的局部和全局视觉变换器(LGViT)。它包含一个基于重叠窗口的局部自注意模块(LSA)，用于促进局部交互，以及一个具有多尺度空洞池化的全局自注意模块(GSA)，用于获取全局上下文信息。

② 设计一个动态上下文位置编码模块(DCPE)，使相对位置的嵌入更加灵活有效，即适用于可变输入大小和随输入查询而变化。

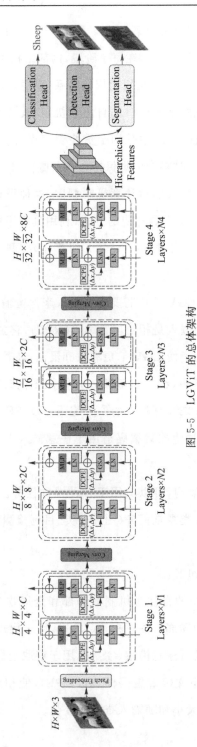

图 5-5 LGViT 的总体架构

5.3.1 方法实现

1. 网络框架

与大多数用于视觉任务的通用主干网络一样，LGViT 中也采用了多阶段设计来获得分层表示，整体架构如图 5-5 所示。对于输入大小为 $H \times W \times 3$ 的 RGB 图像，我们首先采用一个特征块嵌入层(即步长为 4 的 4×4 卷积)来生成大小为 $\frac{H}{4} \times \frac{W}{4} \times C$ 的 patch tokens。然后将卷积块合并层(即步长为 2 的 3×3 卷积)用于两个相邻阶段之间，以减少 token 数量并使通道维度加倍。模型共分为 4 个阶段，对于第 i 个阶段($i \in \{1,2,3,4\}$)，它由一个块嵌入/合并层和 Ni-LGViT 块组成，输出特征图的大小为 $\frac{H}{2^{i+1}} \times \frac{W}{2^{i+1}} \times 2^{i-1}C$。

每个阶段 LGViT 块的数量都是偶数，每个 LGViT 块轮流执行局部自注意(LSA)或全局自注意(GSA)。之后，输出的多尺度特征图被反馈到特定的后处理网络中，以应用于各种视觉任务。以图像分类为例，只有最后一阶段的输出才会被合并发送到线性层中，以获得预测的类标签。而对于目标检测和目标分割任务，所有阶段的特征图都会被反馈到专门的检测头或分割头。

2. LGViT 块

LGViT 块采用与 Swin Transformer 类似的架构，其中标准的多头自注意被基于窗口的转换自注意所取代，如图 5-5 所示。每个 LGViT 块由一个局部自注意(LSA)模块或一个全局自注意(GSA)模块和一个前馈网络(即 MLP 层，多层感知机)组成。特别是，我们在 LSA 和 GSA 中都执行动态上下文位置编码模块(DCPE)，使基本位置信息独立于输入特征图的大小，但又与上下文信息相关。

(1) 具有重叠窗口的局部自注意模块(LSA)

大多数基于窗口的自注意机制的输入特征图被划分为不重叠的窗口,从而将感受野限制在固定的窗口大小。卷积神经网络在视觉任务中的应用表明局部信息在大多数视觉任务中都非常重要。因此,对于特征图的所有查询标记,我们将其划分为具有固定窗口大小(如 7)的非重叠窗口;同时,对于特征图的所有键和值标记,将其划分为更大的重叠窗口(如 13),以促进局部交互。如图 5-6 所示,对于每个窗口,查询基于每个非重叠窗口内获得,而键和值基于重叠窗口获得。网络浅层提取的特征主要包含低级细节信息,而高级语义信息主要存在于深层,局部归纳偏置和较大的感受野在浅层更为重要。因此,每个重叠窗口的扩展大小根据层数从 3 变化到 0,即 $Expand = 4 - layer_i, layer_i \in \{1, 2, 3, 4\}$。总之,在 LSA 模块中,对于局部窗口中的每个查询块,它将与窗口内或附近的相邻块进行交互,这会产生更大的感受野,而开销低于直接增加局部窗口的大小。

彩图 5-6

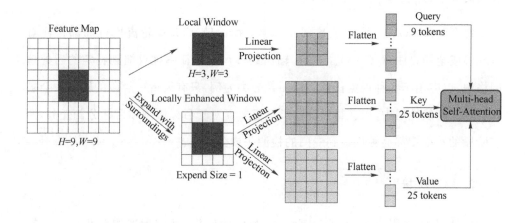

图 5-6 LSA 模块

(2) 具有多尺度空洞池化的全局自注意模块(GSA)

在 LSA 模块中,块的交互主要局限于局部窗口,而位于不同窗口的块则没有得到充分考虑。为了弥补这一点,我们采用全局自注意模块对整个特征图进行自注意操作,其中利用具有不同空洞率的多尺度空洞池化对键集和值集进行全局扩展,即利用类似于空洞卷积的方法来实现池化操作,如图 5-7 所示。对于每个窗口,查询、局部键和局部值基于每个非重叠窗口内获得,而全局键和全局值基于多尺度空洞池化计算获得。我们首先将具有不同扩展率的键和值集聚合成向量,然后对它们进行平均池化,由此可以实现远距离块之间的全局交互。出于对计算开销和自注意性能之间的权衡,我们为池化设置了不同的扩张率和步长。例如,为了使池化的感受野与窗口大小保持一致,当内核大小为 7×7(大尺度)时,我们将扩张率设置为 1;当内核大小为 3×3(小尺度)时,我们将扩张率设置为 3。浅层中特征图的大小大于深层中的特征图,因此,小尺度池化的步长不同(如 6、5、4、3),而大尺度池化的步长保持不变(如 7)。

彩图 5-7

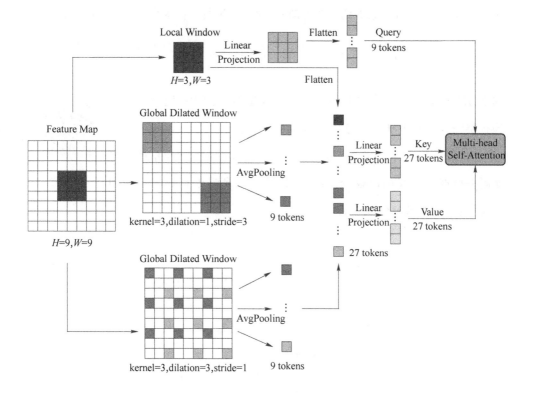

图 5-7 GSA 模块

3. 上下文位置偏差

Transformer 中的原始自注意力相当于重新排序，这意味着输出与输入特征图的打乱方式无关，此属性使模型忽略二维图像中的重要位置信息。为了保留空间信息，现有的 ViT 中使用了不同的位置编码机制。在这些方法中，相对位置编码（RPE）在 ViT 中表现出了优越的性能。RPE 中最常使用的是相对位置偏差（RPB），但其只能应用于固定的输入大小。与现有的 RPB 模式不同，本节提出了一种更通用、更高效的动态上下文位置编码模式（DCPE），如图 5-8 所示。与 RPE 相比，DCPE 的输入有 3 个部分，即高度轴上的相对坐标、宽度轴上的相对坐标和查询标记。DCPE 模块的输出与通过矩阵乘法获得的注意力图具有相同的形状，因此，它可以将输出直接添加到注意力图中，而无须进行任何变换，如式(5-5)所示。

$$\text{Attn}(Q,K,V) = \text{softmax}\left(\frac{QK^{\text{T}} + \text{AvgPool}(Q)R^{\text{T}}}{\sqrt{d_z}}\right) \tag{5-5}$$

其中，R^{T} 是从 DCPE 网络获得的相对位置偏差。DCPE 网络由 3 个具有层归一化和 ReLU 激活的全连接层组成。

彩图 5-8

与 RPE 相比，DCPE 可以应用于任何输入特征大小，并且位置编码将根据输入查询而改变。因此，DCPE 将保留更有效的空间和语义信息，从而带来性能提升。

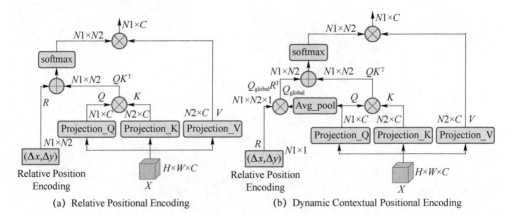

图 5-8　LGViT 及其他 ViT 使用两种不同的位置编码机制

4. LGViT 的配置

得益于动态上下文位置编码(DCPE)模块,位置编码可以应用于任何数量的查询和键。因此,LSA 中重叠窗口的扩展大小、GSA 中池化的步长、扩张率和卷积核大小可以设置为任何值,而不需要在测试阶段从头开始训练。在其他一些基于窗口的 Transformer 中,位置编码与查询和键的数量高度相关。因此,为了与训练时的窗口大小保持一致,测试时的窗口大小必须受限于各种输入特征图的大小。相比之下,在本节所提出的基于窗口的自注意中,窗口大小可以根据输入大小而变化,而无须重新训练,而且 LSA 模块中的重叠窗口设计和 GSA 模块中多尺度空洞池化也没有引入额外参数。考虑 3 种典型视觉任务(图像分类、目标检测和语义分割)的不同计算成本,我们根据输入大小分别进行了 3 种特殊设计,如表 5-3 所示。

表 5-3 为 LGViT 在 3 个对应的基准数据集(Imagenet-1K、COCO2017 和 ADE20K)上分别针对不同视觉任务(图像分类、目标检测和语义分割)的 3 种配置。

表 5-3 LGViT 在 3 个数据集上分别针对不同视觉任务的 3 种配置

Dataset	Layer Name	Imagenet-1K	COCO2017	ADE20K
	Input Size	224×224	1 280×800	512×512
	Window Size	7	8	8
Stage1	Patch Embedding	Conv2d(in=3,out=96,kernel=4,padding=0,stride=4)		
	LSA	expand_size=3	expand_size=4	expand_size=4
	GSA	pooling= [(7,1,7),(3,3,6)]	pooling= [(32,1,32),(16,2,31)]	pooling= [(16,1,16),(8,2,15)]
Stage2	Conv Merging	Conv2d(in=96,out=192,kernel=3,padding=1,stride=2)		
	LSA	expand_size=2	expand_size=3	expand_size=3
	GSA	pooling= [(7,1,7),(3,3,5)]	pooling= [(8,1,8),(8,2,15)]	pooling= [(8,1,8),(4,2,7)]

续表

Stage3	Conv Merging	Conv2d(in=192,out=384,kernel=3,padding=1,stride=2)		
	LSA	expand_size=1	expand_size=2	expand_size=2
	GSA	pooling= [(7,1,7),(3,3,4)]	pooling= [(8,1,8),(4,2,7)]	pooling= [(8,1,8),(4,2,6)]
Stage4	Conv Merging	Conv2d(in=384,out=768,kernel=3,padding=1,stride=2)		
	LSA	expand_size=0	expand_size=1	expand_size=1
	GSA		pooling= [(8,1,8),(4,2,6)]	pooling= [(8,1,8),(4,2,5)]

5. 复杂性分析

LGViT 中局部和全局自注意的计算复杂度分析如下：

对于具有输入特征图 $x \in R^{H \times W \times C}$ 的 vanilla 自注意机制，其计算复杂度如式(5-6)所示。

$$\Omega(\text{SA}) = 4HWC^2 + 2(HW)^2 C \tag{5-6}$$

其中，H、W、C 分别是特征图的高度、宽度和通道维度。

基于窗口的注意力将特征图划分为 $\frac{H}{M} \times \frac{W}{M}$ 的非重叠窗口 $x_w \in R^{M \times M \times C}$，复杂度如式(5-7)所示。

$$\Omega(\text{WSA}) = 4HWC^2 + 2M^2 HWC \tag{5-7}$$

其中，M 是固定窗口的大小。

在 LSA 模块中，键集和值集通过重叠窗口进行扩展，对于每个窗口，查询总数为 $N_1 = M \times M$，而键和值的总数均为 $N_2 = (M+E)^2$。因此，复杂度如式(5-8)所示。

$$\Omega(\text{LSA}) = 4HWC^2 + 2N_2 HWC \tag{5-8}$$

其中，M 是局部窗口大小，E 是当前层的扩展大小。

在 GSA 模块中，键集和值集通过多尺度池化进行扩展。键和值的总数如式(5-9)所示。

$$N_2 = N_1 + \sum_{i=1}^{n} O_i^2 \qquad (5-9)$$

其中，N_1 是查询数，O_i 表示第 i 个缩放池化的输出大小。ViT 的详细复杂度比较见表 5-4。

表 5-4 不同 ViT 的复杂度比较

方法	Complexity
ViT	$\Omega(N^2)$
DeiT	$\Omega(N^2)$
PvT	$\Omega(N^2)$
CvT	$\Omega(N^2)$
Twins	$\Omega(N)$
Swin-T	$\Omega(N)$
LGViT	$\Omega(N)$

注：$N = h \times w$，h 和 w 是输入图像的高度和宽度。

5.3.2 实验和结果

为了验证所提网络架构作为通用骨干的有效性，我们选择 3 个具有代表性的视觉任务（图像分类、目标检测和语义分割）进行实验。具体来说，图像分类是在 Imagenet1K 数据集上进行，目标检测是在 COCO2017 数据集上进行，而语义分割在 ADE20K 数据集上进行。最后，我们进行了全面的消融实验，以验证骨干网络设计的重要性。

1. ImageNet1k 数据集上的图像分类实验

(1) 实验设置

Imagenet1K 数据集由 1 000 个类组成。模型在 128 万张图像上进行训练,并在 5 万张图像上进行验证,使用与其他 ViT 相同的训练设置,对模型进行 300 个 epoch 的训练。我们采用带有余弦衰减学习率的 AdamW 优化器以及 20 个 linear warm-up。通过使用 Swin Transformer 中相同的数据增强和正则化策略,包括 RandAugment、Mixup、Cutmix、random erasing 和 stochastic depth,将输入图像大小调整为 224×224。模型在 8 个 RTX 3090 GPU 上训练,batch-size 设置为 1 024,初始学习率为 0.001,权重衰减为 0.05。在分类任务中,我们使用 Top-1 ACC 作为比较指标。

2. 实验结果

从表 5-5 的训练结果可以看出,与 FLOPs 接近的其他方法相比,LGViT 的精度更高。具体而言,LGViT 在精度上比 Swin-T 高 0.8%,比 Deit-Small 高 1.3%。Vil-Small 虽与 LGViT 性能相近,但 LGViT 仍有更低的 FLOPs 以及更高的精度。

表 5-5 不同模型在 ImageNet-1K 数据集上的图像分类任务的性能比较

方法	#Params/MB	FLOPs/GB	Top-1 ACC
ResNet-50	25	4.1	76.2
Reg-4G	21	4.0	80.0
DeiT-S	22	4.6	79.8
PVT-S	25	3.8	79.8
T2T-14	22	5.2	81.5
ViL-S	25	4.9	82.0
TNT-S	24	5.2	81.3
CViT-15	27	5.6	81.0

续表

方法	#Params/MB	FLOPs/GB	Top-1 ACC
CPVT-S	23	4.6	81.5
NesT-T	17	5.8	81.5
CAT-S	37	5.9	81.8
CvT-13	20	4.5	81.6
Swin-T	29	4.3	81.3
LGViT	30	4.8	**82.1**

注：所有模型均在 224×224 分辨率下进行训练和评估。

3. COCO 数据集上的目标检测实验

（1）实验设置

COCO 数据集包含 11.8 万张训练图像和 5 千张验证图像，我们使用 MMDetection 中的 RetinaNet 作为目标检测头。得益于骨干网络中的 DCPE 模块，模型可以在任意分辨率下使用，因此，模型可以使用 ImageNet1K 上预先训练的权重进行初始化。我们使用与 Swin Transformer 一样的 12 个 epoch 的 1× schedule。对于 1× schedule，我们将图像的短边调整为 800，同时保持其长边不超过 1 333。实验采用 Adam 优化器，初始学习率为 0.000 1。模型在 8 个 RTX 3090 GPU 上进行训练，batch-size 设置为 16。目标检测实验参数的配置与分类任务略有不同。对于目标检测任务，对比指标为不同 IoU（Intersection over Union）下的平均精度。

（2）实验结果

与图像分类任务相比，目标检测的配置有所更改，但 LGViT 仍然比其他模型具有更好的性能，如表 5-6 所示。LGViT 的性能优于 Swin-T。Region ViT-B 的性能与 LGViT 相近，但 LGViT 具有更少的参数和 FLOPs。

表 5-6 使用 RetinaNet 对不同模型在 COCO2017 数据集上的目标检测任务的性能比较

方法	#Params/MB	FLOPs/GB	AP^b	AP^b_{50}	AP^b_{75}
ResNet-50	37.7	234.0	36.3	55.3	38.6
CAT-B	62.0	337.0	41.4	62.9	43.8
ViL-M	50.8	338.9	42.9	64.0	45.4
Region ViT-B	83.4	308.9	43.3	65.2	46.4
Swin-T	38.5	245.0	41.5	62.1	44.2
LGViT	40.0	261.0	**43.4**	**65.3**	**46.9**

注：FLOPs 以 1 280×800 分辨率计算。

4. ADE20K 数据集上的语义分割实验

（1）实验设置

ADE20K 是语义分割任务中最常用的数据集，涵盖了 150 种语义类别，其中 2 万张图像用于训练，2 千张图像用于验证。我们使用与 COCO 数据集上训练模型类似的方法，在 ImageNet1K 上预训练的权重对骨干网络进行初始化，并将 MMSegmentation 中的 UperNet 作为分割头。对于 UPerNet，我们使用初始学习率为 0.0001、权重衰减为 0.01 的 AdamW 优化器，batch-size 设置为 16，在 8 个 RTX 3090 GPU 上对模型进行 16 万次迭代训练。在语义分割任务中，我们使用 mIoU（mean Intersection over Union）作为比较指标。

（2）实验结果

实验结果如表 5-7 所示，LGViT 的性能优于其他模型。尽管在 LSA 和 GSA 模块中扩展了键集和值集，但 LGViT 还是实现了与 Swin-T 近似的 FLOPs。这是因为 LGViT 模型的窗口大小设置为 8，而在 Swin-T 中窗口大小为 7，因此，LGViT 的窗口数量小于 Swin。

表 5-7 不同模型在 ADE20K 数据集上的语义分割任务的性能比较

方法	#Params/MB	FLOPs/GB	mIoU
ResNet-101	86	1 029	44.9
Shuffle-T	60	949	46.6
TwinsP-S	54.6	919	46.2
Twins-S	54.4	901	46.2
Swin-T	60	945	44.5
LGViT	62	946	**47.1**

注:FLOPs 以 2 048×512 分辨率计算。

5. 消融研究

(1) LSA 模块中键值集重叠窗口的有效性

对于大多数基于窗口的 ViT,输入图像被划分为非重叠窗口,以便窗口内的所有查询块共享相同的键集,这在硬件上有助于内存访问,然而,这将把自注意力限制在一个小的局部窗口上。为了提高局部自注意力而使用非重叠窗口来获取查询,我们使用重叠窗口来获取键和值。在这种情况下,窗口内查询块的键集和值集仍然是共享的,感受野也可以以可接受的开销而增大。LSA 模块中重叠窗口的影响见表 5-8。在所有视觉任务中,尤其是在目标检测(+0.9)和语义分割(+0.7)方面,重叠窗口设计确实可以提高性能,这可能是由于其与局部特征相关的基本位置信息。

表 5-8 LSA 模块中重叠窗口的有效性

Dataset	Overlap	#Params/MB	FLOPs/GB	Metrics
Imagenet1K	√	30	4.8	82.1
	×	30	4.6	81.7

续表

Dataset	Overlap	#Params/MB	FLOPs/GB	Metrics
COCO2017	√	40	261	43.4
	×	40	257	42.5
ADE20K	√	62	946	47.1
	×	62	945	46.4

注：Imagenet1k 上 Top-1 ACC 为比较指标，COCO2017 上 AP[b] 为比较指标，ADE20K 上 mIoU 为比较指标。

(2) GSA 模块中多尺度空洞池化的有效性

虽然自注意机制可以通过重叠窗口的设计扩大感受野，但其仍然局限于窗口附近的局部区域。为了模拟长期依赖关系，我们可以利用具有不同扩张率的多尺度空洞池化来扩展键和值集。得益于此设计，一些远离当前窗口的块可以用自注意中的键或值来表示。表 5-9 中的实验结果表明了使用多尺度空洞池化在较远块之间建立连接的有效性。虽然距离较近块之间的局部交互更重要，距离较远块之间的连接仍然可以提高性能，特别是在这种多尺度设计中，其为建立多距离依赖关系提供了一种有效方法。

表 5-9　GSA 模块中，多尺度(MS)空洞池化的有效性

Dataset	MS	#Params/MB	FLOPs/GB	Metrics
Imagenet1K	√	30	4.8	82.1
	×	30	4.6	81.8
COCO2017	√	40	261	43.4
	×	40	257	42.9
ADE20K	√	63	946	47.1
	×	63	943	46.8

注：Imagenet1k 上 Top-1 ACC 为比较指标，COCO2017 上 AP[b] 为比较指标，ADE20K 上 mIoU 为比较指标。

(3) 动态上下文位置编码

动态上下文位置编码(DCPE)模块是专门为任意输入分辨率而设计的。此外，DCPE 与输入查询有关，因此，位置信息可以整合到输入特征中。对具有相对位置偏差(RPB)模型的 3 种视觉任务的参数、FLOPs 和各类指标进行比较的结果如表 5-10 所示。可以看出，DCPE 模块在所有任务上都实现了与 RPB 类似甚至更好的性能。更重要的是，DCPE 更加灵活，可以使模型应用于任意的输入分辨率和配置。

表 5-10 动态上下文位置编码模块的有效性

Dataset	Method	#Params/MB	FLOPs/GB	Metrics
Imagenet1K	DCPE	30	4.8	82.1
	RPB	30	4.7	82.0
COCO2017	DCPE	40	261	43.4
	RPB	40	261	43.2
ADE20K	DCPE	63	946	47.1
	RPB	63	946	47.0

注：Imagenet1k 上 Top-1 ACC 为比较指标，COCO2017 上 AP[b] 为比较指标，ADE20K 上 mIoU 为比较指标。

5.3.3 讨论

1. LGViT 在不同视觉任务中的表现

对于图像分类，LGViT 在 Imagenet1K 上实现了 82.1% 的 Top-1 ACC，是参与比较的方法中最好的。从表 5-5 中可以看出，Vision Transformer 通常优于 CNN，Resnet-50 仅获得 76.2% 的 Top-1 ACC，而大多数基于 Transformer 的模型精度超过了 81.0%，这主要是由于 ViT 在学习远程依赖性方面的优势。CNN 擅长提取高频信息，因此，其处理局部信息效果更佳；而 Transformer 擅长提取低频信息，因此，其在全局范围内效果更好。Imagenet 中的自然图像大多局限于单个对象，全局特征就显得更为重要，因此，Transformer 可以实现比 CNN 更好的性能。此外，与传统的 ViT 相比，采用分层设计的 ViT 的性能可以进一步提高。分层设计使模型能够学习多尺度特征，并引入局部性以提高性能。因而 LGViT 的表现优于其他方法，在 COCO2017 上的目标检测和 ADE20k 上的语义分割中我们也可以看到类似的实验结果。

2. 局限性和未来工作

目标检测和语义分割任务采用了与图像分类任务不同的配置，这是由于当输入分辨率变得非常大时，在 GSA 模块中建立全局连接的计算开销很高。因此，在将 LGViT 应用于新分辨率时，应精心设计配置以实现计算开销和性能之间的权衡。找到最佳配置的过程或许有点耗时，但对训练阶段来说非常有价值，设计良好的 LSA 和 GSA 模块配置可能会使模型表现出更出色的性能。由于 LGViT 中 DCPE 模块的存在，故训练中可以随时更改配置，这与其他基于窗口的自注意力机制相比具有很高的灵活性。

然而，LSA 和 GSA 确实引入了额外的计算开销和内存消耗，因为对于每个窗口，键集和值都由其相邻块或整个图像块进行扩展，因此，将模型应用于高分辨率应用程序可能很困难。例如，超宽视野眼底荧光血管造影（UWFFA）的分辨率可达 3 000×4 000，使用 UWFFA 进行视网膜血管分割的 Transformer 的计算成本可能无法承受。因此，开发一些实用的技术，如全局信息聚合，以降低成本，使其在现实场景中更具适用性变得更为重要。此外，本节的工作主要集中在视觉任务上，还没有探索类 Transformer 架构在视觉和语言之间建模的巨大潜力，这在未来或许是一个有前景的研究方向。

5.3.4 结论

本节提出了一种新的局部和全局视觉变换器（LGViT），它具有一种基于窗口的自注意机制,可以促进每个窗口中图像块的局部交互以及所有图像块间的全局交互。此外,本节还提出了一种适用于任何输入大小的动态上下文位置编码模块,它使位置信息与输入特征相结合。3种典型视觉任务的定量实验证明了本节所提出的LGViT模型比其他基于Transformer或CNN的模型具有更好的性能。最后,消融研究进一步表明骨干网络中LSA、CSA和DCPE模块的有效性。未来进一步的研究工作是将当前的LGViT扩展到更多现实世界的视觉应用场景和视觉语言多模式学习中。

第 6 章　眼底图像智能诊断平台建设中存在的问题及解决方案

随着人工智能技术的飞速发展，智能医疗影像诊断与辅助系统正逐步成为医疗领域不可或缺的智能化助手。这些系统巧妙地融合了机器学习与先进的图像识别技术，对医疗影像进行深入剖析，极大地提升了医生的工作效率与诊断准确性，为临床决策提供即时且有力的支持。智能医疗影像诊断与辅助系统的核心是用于人工智能研究的深度学习算法。这些算法通过大量的医疗影像数据集进行训练，从中学习各类疾病的特征模式，从而对影像数据进行细致分类与精准分析，迅速锁定异常区域与潜在疾病，其准确性与效率远超传统人工诊断模式。训练后的算法可以集成至智能诊断平台，以在实际医疗环境中发挥作用，为患者提供个性化、高效的治疗方案。

视网膜作为人体内部唯一一个能以无创方式直接观察血管和神经细胞变化的机体组织，其独特的生理结构和功能使得它在医疗诊断中具有极高的价值。视网膜影像不仅能够反映眼底疾病的情况，如糖尿病视网膜病变、青光眼、病理性近视、视网膜脱落等，还能作为多种全身性慢性疾病的"窗口"，如高血压、动脉硬化、糖尿病、心脑血管疾病等。通过对视网膜血管和神经变化的观察，医生可以间接评估这些疾病的进展和严重程度。

在智能医疗影像平台的研究中，视网膜影像分析技术占据了重要位置。大量的机器学习算法被广泛应用于视网膜影像的自动化处理、特征提取、疾病识别与分类等领域。通过训练大量的视网膜影像数据，AI 模型能够学习到不同疾病的特征模式,实现快速、准确的诊断辅助。这不仅提高了诊断的准确性和效率,大大减轻了医生的工作负担,使他们能够更专注于复杂的病例和患者治疗方案的制定;还能生成客观性的诊断结果,降低人为误判的风险。此外,眼底图像智能诊断平台的搭建还能够实现视网膜影像的远程传输和共享,为偏远地区的患者提供更加便捷的医疗服务,促进医疗资源的均衡分配。

因此,视网膜影像分析在智能医疗产业中具有举足轻重的地位,是未来智能医疗发展的重要方向之一。随着技术的不断进步和应用场景的不断拓展,视网膜影像分析将在医疗诊断、疾病监测、健康管理等领域发挥更加重要的作用。

眼底图像智能诊断平台可以对数据进行批量预处理、结构化归档、精确标注以及多维度的统计分析等,利用好智能化工具能大大提高工作效率,辅助医生对这些数据进行深入的挖掘和分析,揭示眼病的潜在规律和特点,同时还能够对眼底影像进行细致的测量和评估,提供客观准确的量化结果,为科研提供强有力的数据支持。然而,眼底图像智能诊断平台在实际应用中也面临一些挑战。首先,平台的准确性和可靠性需要不断提高,尤其是在对少见病和复杂病例的诊断中。其次,系统需要保证眼底影像数据的安全存储和传输,以防止数据泄露和滥用。最后,智能诊断平台还需要经常更新维护,与医生的临床决策相结合,在实际应用中更好地发挥作用。

目前,以视网膜影像为基础的诊断系统和平台正稳步发展,但从根本上说,眼底 AI 并不能完全代替眼科医生进行诊断,图灵奖得主 Yoshua Bengio 曾说过,在医学文本文件中,人工智能系统无法理解其模糊性,也无法了解医生注意到的微妙线索。人工智能本身的特点就决定了它无法面临错综复杂的医疗场景,若想人工智能完全脱离人工而独立进行诊疗,其实很难达到。或者说,算法还有待优化,需要用更全面的数据加固已有的模型,才能让 AI 医疗逐步应用到更多场景。

6.1 眼底图像智能诊断平台建设中存在的问题

随着人口老龄化的加剧和眼底疾病的日益增多,眼底疾病的早期筛查与诊断已成为医疗领域的重要课题。眼底作为人体唯一可以直接观察到的小血管系统,其图像信息对于多种疾病的诊断具有不可替代的价值。因此,眼底图像智能诊断平台的建设不仅关乎眼科医疗水平的提升,更直接影响到广大患者的健康福祉。然而,在平台建设过程中还面临着诸多挑战与问题,这些问题亟待解决,以确保平台的科学性、准确性和高效性。

1. 技术挑战

眼底图像智能诊断平台的核心在于图像处理与分析技术的应用。当前的技术发展已经取得了一定成果,但仍存在诸多不足。眼底图像的成像质量、眼底病变种类繁多等问题都对图像识别算法提出了更高的要求,深度神经网络在医学研究中仍面临技术瓶颈,模型泛化能力有限。

① 眼底图像的成像质量受到多种因素的影响,如光线、瞳孔大小、眼球运动等,这些因素都可能导致图像模糊、伪影等问题,加大模型的特征提取难度,进而影响辅助诊断的准确性。

② 眼底病变种类繁多、形态各异,且往往与正常组织边界模糊,经验丰富的眼科医生尚且难以诊断,现有的算法在处理这些复杂病变时,往往更难达到理想的识别率和准确度。另外,眼底图像中目标的结构具有相似性,且存在遮挡和覆盖等问题,如视盘和视网膜血管之间的重叠,给特定目标的精准检测带来挑战。

③ 图像识别算法在医学领域仍面临技术瓶颈,如模型复杂度与计算资源之间的平衡,且用于不同病症的检测模型之间存在显著差异,这主要是由于不同病症的病理机制、临床表现、影像特征等方面具有高度的特异性。这种特异性导致了模型在设计和训练时需要针对具体病症的特点进行优化,从而限制了模型的泛化能力。

因此,AI在实际场景中并不通用,本质上来说,适用性较高的AI基本是定制化研发。

2. 数据问题

眼底图像智能诊断平台的建设离不开大规模、高质量的眼底图像数据库。然而,在实际应用中却面临着数据获取难、标注成本高、图像采集和处理标准不一、数据质量参差不齐、样本比例失衡等诸多问题,推动眼底图像智能诊断技术的发展必须切实解决数据问题。

① 眼底图像的采集需要专业的设备和操作技术,在采集过程中还需要患者的配合以及操作者对设备的控制,种种因素导致数据获取困难。AI医疗想被应用于真实医疗场景,大量的训练数据是前提,但数据准确性和全面性却并未得到保障。

② 医学领域中的标签数据获取需要专业医生对患者的影像进行标记与分析,该过程不仅耗时耗力,而且成本高昂,导致医学领域中的标签数据量稀少,影响模型训练。

③ 由于不同医院、不同设备采集的图像存在格式、分辨率等方面的差异,影响数据的统一处理和分析,使得数据的一致性和可比性受到影响。

④ 在眼底图像处理过程中,目标与非目标的数量偏差较大,导致样本严重失衡,影响分类器的训练和检测准确性。

3. 法规与伦理问题

眼底图像智能诊断平台的建设涉及一系列法规与伦理问题。首先,医疗数据的隐私保护是首要考虑的问题。在数据采集、存储、分析和使用过程中,必须严格遵守相关法律法规,确保患者的个人信息安全。其次,智能诊断平台的输出结果需要得到法律认可,才能作为临床决策的依据。然而,目前关于智能诊断结果的法律效力尚无明确规定,这给平台的推广和应用带来了不确定性。最后,智能诊断平台还可能引发医患关系的变化,如医生对技术的依赖程度增加、患者对医生信任度下降等,这些问题也需要我们认真思考和解决。

6.2 眼底图像智能诊断平台建设中存在的问题的解决方案探讨

眼底图像智能诊断平台作为眼科医疗领域的一项重要创新,正逐步成为提升医疗服务质量和效率的关键工具。然而,在眼底图像智能诊断平台的建设过程中,我们面临着一系列亟待解决的问题,这些问题不仅关乎技术的成熟度与应用的可行性,更直接影响到患者健康管理和医疗资源配置的效率,我们可以从以下几个方面进行探讨和解决。

首先,眼底图像采集的标准化与质量控制是智能诊断平台建设的基石。由于眼底图像的质量直接影响到后续智能分析的准确性和可靠性,因此,如何确保采集过程中的设备性能、操作规范以及患者配合度,成为我们首先要解决的问题。

① 建立合作机制,与多家医疗机构合作,共享眼底图像数据,增加数据集的多样性和数量。

② 利用先进的图像处理技术和机器学习算法,开发半自动标注工具,减轻医生标注负担,提高标注效率。

③ 在平台建设过程中,对各类眼底相机进行兼容性测试,确保平台能够兼容多种品牌和型号的眼底相机。

④ 制定眼底图像采集和处理的统一标准,建立严格的数据质量控制体系,对标注数据进行交叉验证和审核,确保标注的准确性和一致性。

其次,眼底图像的智能分析算法是平台建设的核心。尽管当前 AI 技术在图像识别领域取得了显著进展,但其在眼底图像的智能分析上仍面临诸多挑战,需要不断优化算法模型,引入深度学习、迁移学习等先进技术,提高算法对眼底病变的识别能力和泛化能力。

① 引入先进的图像处理技术,如图像分割、对比度增强等,提高眼底图像的清晰度和对比度。

② 针对眼底图像的难点问题,优化算法设计和模型架构,提高模型对复杂结构和遮挡情况的识别能力,引入更先进的计算技术和硬件设备,通过大规模的实验验证和测试,提高模型的泛化能力和鲁棒性。

③ 采用过采样或欠采样技术,对少数类样本进行重采样,使各类样本数量趋于平衡。在模型训练过程中引入加权损失函数,对不同类别的样本赋予不同的权重,以减轻样本失衡的影响。

再次,眼底图像智能诊断平台的数据安全与隐私保护问题不容忽视。在平台运行过程中,会产生大量的患者敏感数据和病历信息,如何确保这些数据在传输、存储和处理过程中的安全性,防止数据泄露和滥用,是平台建设中必须重视的问题。我们需要建立完善的数据安全管理体系,采用加密技术、访问控制等手段,保障患者数据的安全性和隐私性。

① 采用先进的加密技术保护患者隐私数据,对存储和传输的眼底图像数据进行加密处理,确保数据在存储和传输过程中的安全性。

② 建立完善的数据管理制度和访问权限控制机制,严格限制对敏感数据的访问权限,防止数据泄露和滥用。

③ 进行合规性审查,确保平台建设和运营过程中符合相关法律法规的要求,如《中华人民共和国个人信息保护法》等,保障患者隐私权益。

最后,眼底图像智能诊断平台的推广与应用还面临诸多挑战。一方面,基层医疗机构在设备配置、人员培训等方面存在不足,难以直接应用智能诊断平台;另一方面,患者对新技术的认知度和接受度有限,也可能影响平台的推广效果。因此,我们需要加强基层医疗机构的能力建设,提供必要的设备和技术支持;同时,通过宣传和教育活动,提高患者对智能诊断平台的认知度和信任度。

① 加大对眼底图像智能诊断技术的研发投入,跟踪和引进国外先进技术成果,保持平台的先进性和竞争力。

② 建立用户反馈机制,及时收集和处理用户在使用过程中遇到的问题和建议,不断优化平台功能和性能。

③ 加强与计算机科学、生物医学工程等相关学科的跨学科合作,共同推动眼

底图像智能诊断技术的发展。

④ 成立专门的用于平台建设的医疗小组,加快平台建设速度,提高平台建设的专业性和质量。

眼底图像智能诊断平台的建设是一项复杂且艰巨的任务,需要综合考虑数据、算法、设备、隐私保护等多个方面的因素。然而,这些挑战并非不可克服。通过加强技术研发、优化数据采集与标注流程、完善法规与伦理框架等措施不断提升平台的性能和服务质量,推动眼底图像智能诊断平台的发展。未来,随着技术的不断进步和应用场景的不断拓展,眼底图像智能诊断平台有望成为眼科医疗领域的重要工具,为广大患者提供更加便捷、高效、准确的眼科医疗服务。

第 7 章 总结与展望

7.1 总　　结

眼底图像智能诊断技术是现代医学图像处理领域的重要研究方向,它结合了图像处理、机器学习和深度学习等技术,旨在提高眼底疾病的诊断效率和准确性。

眼底图像智能诊断技术依赖于先进的图像处理技术,包括图像增强、去噪、分割和特征提取等。这些技术能够有效提升眼底图像的质量,为后续的智能分析提供可靠的数据基础。

随着深度学习技术的快速发展,卷积神经网络(CNN)、生成对抗网络(GAN)等模型在眼底图像智能诊断中得到了广泛应用。这些模型能够自动学习眼底图像的特征表示,实现高精度的疾病分类和病变检测。通过深度学习模型,可以实现对眼底图像中视网膜血管、视神经盘、黄斑等关键结构的精确分割,为疾病的定量分析提供可能。基于深度学习的眼底图像智能诊断系统能够自动识别多种眼底疾病,如糖尿病视网膜病变、青光眼、黄斑变性等,并给出相应的诊断建议。智能诊断系统能够辅助医生进行疾病诊断,提供客观、准确的诊断依据,减轻医生的工作负担,提高诊断效率和准确性。

随着人口老龄化、眼底疾病发病率的上升以及人们健康意识的提高,眼底图像智能诊断技术的市场需求不断增长。各国政府纷纷出台政策鼓励医疗器械创新和发展,为眼底图像智能诊断技术的研发和应用提供了良好的政策环境。随着技术的不断成熟和成本的降低,眼底图像智能诊断技术将逐步普及到基层医疗机构,实现更广泛的应用。

7.2 展　　望

未来,眼底影像智能诊断技术的发展将呈现以下趋势:

① 多技术联合与集成:多种成像技术的联合和集成将成为未来眼底影像技术的重要发展方向。通过结合多种成像技术的优势,形成结构和功能的综合成像,将进一步提高眼底疾病的诊断准确性。

② AI 与大数据的深度融合:随着 AI 和大数据的不断发展,眼底影像智能诊断系统将更加智能化和精准化。通过利用大数据进行深度学习和训练,AI 模型将能够更准确地识别眼底病变,并给出个性化的治疗方案。

③ 设备轻巧便携与自动化:眼底影像设备将越来越趋于轻巧便携和自动化。家用和手持 OCT 设备以及通过手机等个人设备获取眼底影像的简易配件将逐渐普及,这将极大地推动眼科远程医疗的发展。

④ 跨学科合作与融合:眼底影像智能诊断技术的发展将涉及多个学科领域的合作与融合。例如,与计算机科学、生物医学工程、临床医学等学科的交叉合作将推动眼底影像技术的不断创新和发展。

⑤ 基层医疗的普及:随着技术的不断成熟和成本的降低,眼底病变智能诊断系统有望在基层医疗机构得到普及,缓解医疗资源分布不均的问题。